最後の時を自分らしく

在宅医療ができること

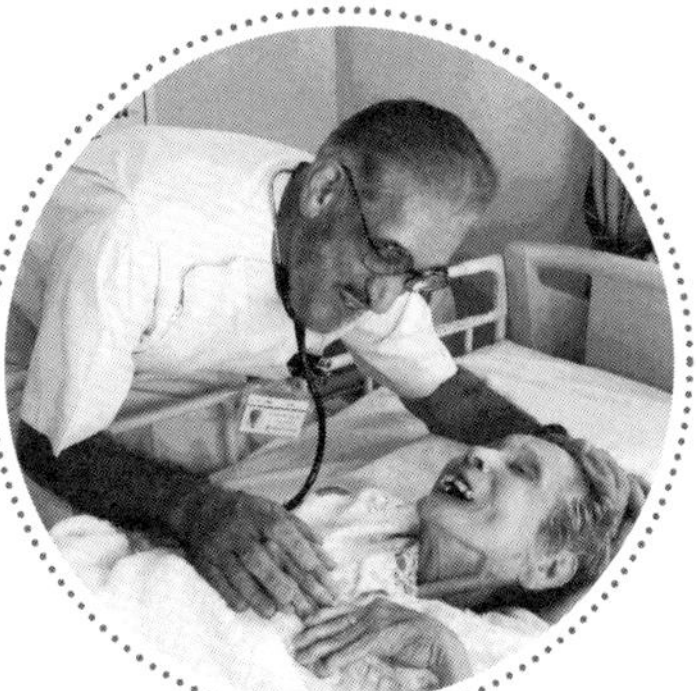

レシャード・カレッド 著

新日本出版社

目　次

※写真はいずれも筆者提供。

はじめに

高齢社会を迎えて、誰もが直面せざるを得ないものが医療であり介護です。しかし、医療も介護もありようは様々ですし、病院や医師、介護施設に対しても、いろんな思いを持っておられる方が多いのではないでしょうか。

「体調を崩して久しいが近くに病院がない」「家族に面倒をかけたくない」「遠くの介護施設に入るのではなく住み慣れた自宅で過ごしてから死にたい」「親を家で介護したいとは思うが、仕事もあるし難しい」……。

医療や介護を必要としていても受けられないという場合も、残念ながら少なくありません。また、家族が近くにいながら、介護負担の大きさからその家族が介護を放棄する、「老老介護」をしていた介護者が認知症を患うというような悲しいケースもあります。

私はアフガニスタン生まれで、日本で大学医学部を卒業して医師免許を取り、日本に帰化して、現在は静岡県島田市で医師として働き、また多種の介護施設を経営しています。今の日本で、私自身も悩ましい気持ちを抱えながら医療と介護に携わってきて、この状況を変えるために何ができるか、どうしなくてはならないかということを、日々考えさせられます。

医療とは何でしょうか。私が医師を志したのはアフガニスタンでのことですが、長じて日本の大学に留学する機会を得て日本語を学んでみると、ある一つの漢字に強く感銘を受けました。それは「医」の旧字である「醫」という文字です（左上）。

この字は三つの部分からなっています。実はそれぞれの部分が一つの文字としても成立していて、それぞれに意味を持っている漢字です。この文字の左上部分の「医」は医療技術を表しています。その右の「殳」は奉仕、役に立つという一つの漢字です。医療行為は、当然のことながら技術がなければなりませんが、同時に奉仕の心を持たなければいけないということを示していると思います。そして下の部分の「酉」には、「実る」という意味があります。この場合、「実る」のは「健康を回復したい」という患者さんの願いでしょう。つまりこれは、患者さんが祈るような気持ちで、医療を受けて健康を回復したいと願う気持ちを表していると私は思っています。

醫

つまり「醫」とは、医療技術と奉仕の精神が、その基にある患者さんの祈るような気持ちを覆う形になっているのです。

私には、この文字は医療というものの本来の姿を表しているように思えます。医療や人々の健康、命に関わる人が、ともすれば医療技術だけに走ってしまうきらいがあるようにも感じていますが、こうした医のありようをあらためて理解すべきではないのかとも思います。

日本語で〝手当て〟という言葉が、本来、何を意味しているかを考える必要があります。手当てとは手を当てることを意味し、触ること・接触することだけで診ること、対処することを意味しています。手を当てることだけで病人に安らぎを与え、悲しい時には慰めとなり、泣きたい時には安心感を与えるのです。手当てには技術は不要であり、心が通じ合うこと、寄り添うことであります。まさに、医は奉仕のこころ、優しさ、そして思いやりを意味しているのです。

余談になりますが、寒い季節に医者にかかると、聴診器の先の部分、診察時に体に接する金属製の部分の冷たさに、思わず震えてしまったことがある人もいると思います。あれはお年寄りや病気の人にとっては思った以上のストレスになりますので、私は診察室において聴診器を湯たんぽで温め、往診に行くときなどは携帯用のカイロで温めておくようにしています。診察・治療の際、患者さんに痛みやストレスをまったく与えないというのは難しいことですが、できるだけ配慮することも、「手当て」という言葉のもともとの意味、「醫」という文字の意味を考えると大事なことなのかもしれないなと思います。

第4章で少しふれますが、私自身の医の原点は、病み人、患者さんのもとに、元気である人、医療従事者、医療人が出向くことであるという考え方にあります。本書でふれている在宅医療を重視した地域医療、あるいは私の祖国における戦争に苦しむ被災者や難民を支援する活動は、その点で一つにつながっています。

「醫」という文字の示しているものを知って、それに意を強くした私は、日常的な現場でそれを実践することが自分の仕事だと考えるようになりました。高齢社会となっている日本で、今、そのことにますます確信を持っています。もちろん、一人の医者ができることには限りがあります。私も、私の生きている地域の大勢の患者さんのところすべてに赴くというのは現実的に難しいわけですが、少なくとも心の中では、「患者さんのところに出向く」姿勢、患者さんを思いやる心を持ち続けなくてはと思っています。医療人が患者の本当の気持ちを理解し共有すれば、患者さんやそのご家族は、生きる力を発揮してくれると思っています。

この本ではそういう目で、私が自分の職業を通して考えたこと、それを地域の医療と介護に関わる中で実行に移してきたことを、まとめています。今後の日本の医療と介護のありように対する、現場からのアイデアという意味を含んでいるのではないかとも思います。関心を持っていただければ幸いです。

第1章　患者さんとの関わりの中から見えてくるもの

1　記憶に残るケース

静岡県中部に位置している島田市でレシャード医院を開業したのが一九九三年でした。以来、本当にいろいろなことがありました。数えきれないほど多くの患者さんとの出会いや別れがありますが、中でもとくに印象深く、この本の主題とも関わりそうなケースをいくつか、まず冒頭にご紹介したいと思います。

①施設から自宅に戻ったAさん

私が理事長をしている介護老人保健施設に「アポロン」があります。一九九九年、介護保険制度ができる前に開設した施設です。

このアポロンに入所していたAさん、当時八〇代でしたが、彼女は口癖のように、「最後は畳の上で死にたい。家に帰りたい」と言っていました。点滴や入院治療をしたりするのでなく、自然に死にたいというのです。もちろんご家族もその希望は知っていて、しかしいろんな事情から家で介護をするのは難しかったため、アポロンを利用しておられました。

やがてAさんは、ADL（日常生活動作。食事、排泄、入浴、着替え、歯磨きなど）が徐々に低下し、食べ物が口から入らない状態になりました。Aさんのご家族には、彼女のご希望をかなえてあげたいので、お家に帰ってご家族のみなさんとともに最期を迎えるようにしてあげましょうと説明し、納得していただきました。もちろん、私やスタッフが、最後まで往診、訪問看護・訪問介護でフォローすることを前提にした措置です。

Aさんは、帰宅された日から徐々に血圧が下がり始め、尿も次第に出なくなりました。正直なところを言うと、私は、自宅に帰って一二時間程度がAさんの命の限界ではないかと思っていたのです。

数時間後、Aさん宅に往診に行きました。するとAさんの周囲に、孫たち、ひ孫たちが大勢集まって、たいへん賑やかにしているのです。ちびっこたちが、おばあちゃんの手を握り、足に触れたり、顔にぺたぺた触ったり、おなかに乗ったりしながら、「ばあちゃん目を覚まして！　何で寝ているの」などとわいわい大騒ぎしていました。そして、私の予想からすればそろそろ末期の段階であるはずでしたが、Aさんはなんと、うっすらと目を開き、ちびっこたちを見つめながら微笑むような気配すらしていいるのです。

私は「何だこりゃ」と驚きました。人の命、生命力は科学だけで説明がつくものではないのだなと、このときあらためて思わされました。その人をとりまく人間関係の中で人は生きているのであって、それが、理屈では説明できないポジティブな力をその人に与えているのだと思います。

こうしたありようこそ、在宅医療の魅力であり、人としての幸せ、喜びではないでしょうか。Aさんは、実にその後四日間、ひ孫たちに揉まれほっぺたにキスされ、子どもや孫に囲まれて、最後は微笑むように息を引き取りました。Aさんは最高の幸せをかみしめていたのではないでしょうか。

古来、日本を含むアジアの国々では、家族全員がともに暮らし、喜びと悲しみをともにし、支え合うことができる環境にいることが幸せであるという考え方があるように思います。そうした環境の中で、子どもが生まれ、育ち、いろんな世代の大人たちが子どもの成長を見守ってきました。母のみではなく、じいじ、ばあば、兄弟や親の兄弟が小さい子の世話をし、成長を促してきました。次世代が大人になり結婚し、新たな家族をもうけ、家系がひきつがれ、年配者にとっては、子ども、孫、ひ孫の成長を最後まで見て老いることで幸せを感じ、共に生きるという楽しさを嚙みしめながら最期の瞬間を迎えるのです。これこそ、アジアに生きる人々にとっての最高の喜びであり続けてきたのではないかと、私は思っています。

子どもたちは大人の振舞いや生活感を見て育ち、それによって学業のみならず人生の勉強をし、自分が目指す目標を周囲の親戚の人生とその結果を見ながら選ぶようになっていきます。また、自分をかわいがってくれたじいじやばあばが老いること、身体が不自由になって人の助けを必要とするようになることを自然な形で受け入れていきます。それは結果的に、お年寄りが最期を迎えこの世を去って行くことの悲しみ、とてつもないさびしさを受け入れていくことにもつながります。余談ですが、こうした楽しさや悲しさの体験は一種の家庭教育で、人の痛みのわかる人、心を傷つけられることがどんな障害をもたらすかを知る人を育ててきたと思います。そういう人は、他者に対するいじめをすることも少ないのではないでしょうか。

しかし近年、とくに第二次世界大戦後の日本では、このようなありようは崩れていき、核家族化が進みました。そのこと自体は、社会のあり方の変化がもたらしたものですから、是も非もないことだと思います。ただ、そういう生活様式の変容と同時進行的に、世の中全体の風潮として、たとえば幸福のためには「自己責任」で競争に勝ち抜くことが大事だとされるようになりましたから、利己主義的な傾向が強まってきたのではないかと危惧《きぐ》しています。

周囲の人のことを気にすることなく、自分一人で何でもできると思い込む若者が増えています。感情を平気でぶつけ合い、互いにストレスを与え、うつ状態になってしまう人も増えています。単純化するつもりはありませんが、そうした傾向の中で、人を傷つけてしまったり自らの命を絶たなくてはならなくなったりという悲しいできごとも起きているのではないでしょうか。

現代の核家族化した社会においては、ともに感じること、ともに喜ぶことやともに悲しむことはそれ以前に比べかなり少なくなってしまっているのかもしれません。さびしいことですね。これが、いわば広い意味での社会の崩壊につながっていくのではないかと思います。

やや話がそれましたが、私は、古くから当たり前の暮らしとして営まれてきた家庭生活のありようを、今の社会の中で見直すこと、そこにあった大事な要素を再評価するということは意味のあることだと思います。特にそれを人生の最終ステージに生かすのです。それが在宅医療であり、家庭における自然死であるということを、Ａさんはあらためて教えてくれたような気がしています。

②私を待っていてくれたBさん

Bさんは長年、在宅医療を続けていた方で、可愛《かわい》いおばあちゃんでした。一〇二歳でしたが、往診に行くたびに拝むように手を合わせ、ありがとうと感謝の意思表示をしてくれる方でした。

私は祖国であるアフガニスタンで医療や教育を提供する活動もしていますので（第4章参照）、時々アフガニスタンに出かけます。行けば帰ってくるまでに、どうしても二〜三週間くらいかかりますが、Bさんのところに往診に行ってそんな話をすると、彼女はアフガニスタンの治安が悪いのを知っているのか、いつも不安そうな表情で、「生きて帰ってくるんだよ」「私が待ってるんだから無事に帰ってきてくれないと困るの。必ず無事で帰ってくるんだよ」と励ましてくれました。私も嬉しくて、「はい、わかりました、必ず無事で帰ってきますよ」と返事をしていました。アフガニスタンの状況や私が向こうでしている活動のことなどもBさんには、時々お話ししていたのです。お嫁さんが七八歳の高齢者で、二人暮らしでした。老老介護の家庭でありました。

次第にBさんの体調が芳《かんば》しくなくなった頃、最後の時を苦しまなくてすむように入院も勧めましたが、本人は実家を愛し、お嫁さんに感謝をし、この畳の上で最期を迎えたい旨の意思表示をして譲りませんでした。私は、「わかりました、できるだけそうさせてもらいます」と返事をしていたのですが、それでも何かの機会に、「Bさん、やっぱり病院でお世話をさせてもらえませんか」と言うと、Bさんは、「『させてもらう』じゃないだろう。『する』と言いなさい」などと怒り出す始末でした。

ある年末にBさんの容態が悪化し、食欲が減り、血圧も低下気味になりました。本人もご家族も自宅での自然死を希望しておられたわけですから、私たちが積極的な延命処置を行うわけにもいきません。ただ、この時期に私はアフガニスタンの現地視察を計画していました。同僚の医師に万が一の時の対応をお願いし、Bさんにもご家族にもその旨説明して、納得してもらいました。

そのときBさんは弱々しいかすれた声で、「気を付けないとだめだよ」「帰ってくるまで私は待っているからね。必ず無事に帰ってくるんだよ」と言ってくれました。この時、私は、Bさんの命について、残念ながら、もって数日だろうと考えていました。

ところが二週間ほどの視察を終えて、帰ってきたその日にBさん宅に電話をかけてみると、Bさんは頑張ってくれていたのです。「早速行きます！」と答えて往診に行きますと、彼女は私の声を聴くなりうっすらと目を開き、安堵した眼差しで私にありがとうの言葉を言うかのように唇を動かして、無理矢理に手を胸のところで合掌するように組んで、大きな息を二、三回繰り返した後、静かに眠るように息を引き取りました。

私はこの時、Ｂさんが最後の最後まで待っていてくれて本当にうれしく思いました。まるで、私の方が自分の母親に守ってもらったような気持ちになりました。

人が亡くなること自体は、誰であろうと――患者さんであろうと親戚であろうと、本当にさびしく、つらいことです。そのつらさは、かかりつけ医として患者さんと長くつきあい、親しくなればなるほどあるわけですが、ただそれはご家族の悲しみに比べれば、たいしたものではありません。医療関係者がそこでそのさびしい想いを表明すると、家族はもっとつらくなるということもあるので、慎むようにしています。ただ、時間が許す場合、私は次の往診のときにもう一回行って、故人に手を合わせるようにしています。普通の往診では、患者さんが亡くなられたらそれで終わりですが、私はなるべく「次の往診」を行って、お線香をあげ、「お世話になりました、ありがとうございました」とあいさつするようにしています。それは「医師と患者」というものとは違う人間関係の部分だとは思いますが。

私自身の例をここに挙げましたが、患者や介護サービス利用者と、医療・介護スタッフの間には、こういう人間的な関係が生じうるものだと思います。本来、他者に対するケアという行為自体が、人間的なものであったと思いますし、在宅で療養している人の場合は、老齢期を自分らしく生きたいという気持ちで「在宅」を希望している場合も多いので、スタッフがその気持ちを大事にし誠実にケアするならば、信頼や温かい人間的な関係というものがそこに生まれやすいのではないでしょうか。その意味で、医療や介護が地域の人々に笑顔をもたらし、それが地域に潤いをもたらすということを、もっと大事にしていいと思います。先ほど触れたような、利己主義的な傾向が社会風潮としてある時代だけに、それは貴重なことともいえるでしょうから。

ただ、現実を見れば、状況はそれほど甘いものでは、もちろんありません。在宅療養をしていても、いろんな事情で医療や介護を受けられない人々が少なくないからです。その点で深刻なケースにもしばしば出合います。次にそうしたケースを挙げてみましょう。

③老老介護や家族関係の難しさをめぐって

老老介護は今や社会問題です。高齢化が進むとともに、一人暮らしのご老人や老夫婦だけの世帯が年々増加しています。一方では、医療や介護サービスが地域によって偏在し、十分に提供できる状況になっていないことが大きな課題となっています。

　私が活動している静岡県島田市の人口は約一〇万人で、高齢化率（六五歳以上の人が総人口に占める割合）が二九・六パーセント。[★1] 市内の無医地区である伊久美《いくみ》地区は四三・〇パーセント、川根地区では四一・七パーセントに上ります。[★2] 市内の高齢者のうち、一人暮らしの比率は一六・五パーセント、夫婦二人暮らしの比率は二四・四パーセントであり、[★3] 決して少なくはありません。

　一方、島田市が存在している志太榛原《しだはいばら》行政単位では、医師の数は一〇万人あたり一四六・五人であり、静岡県のそれは一八六・五人です。これに対して全国の値は一〇万人あたり二二六・五人で、当地の比率は全国平均の約三分の二しかないのが現状です。[★4] このような極端な格差の中で、より多くの高齢者をより少ない医師や医療スタッフで診なければならない状況にあります。なかなか厳しい状況です。

　高血圧で通院していた七八歳の男性患者さんが、夜間に突然倒れて入院したことがありました。脳卒中であります。何とか、一命はとりとめ、麻痺《まひ》を残して退院することになりました。在宅医療を開始して間もなく、夜間に急変して、ご家族が私のところまで迎えにきて往診をしたのです。この往診依頼が、私が開業してから定期的な在宅医療を開始するきっかけになりました。

その方の在宅医療を始めてまずわかったのは、その複雑な家庭環境です。息子さん夫婦（お嫁さんは中国人）は、同じ一つの大きな家に住んでいるものの全く関係を持とうとしていませんでした。老夫婦二人は小部屋に押し込まれ、出入り口も別にされ、老夫婦は台所や風呂も使わせてもらえない状況にありました。本宅の入り口から入って老夫婦の部屋に行こうとすると、「そこの部屋のドアをこちらに開くと臭いのでやめてほしい」と怒鳴られるのです。

この老夫婦は自宅の一室で孤立させられて、二人だけで暮らさなければならない状態に置かれていたのです。ご主人は基本的にベッドでの寝たきり状態で、奥さんが周りのお世話をする毎日が続くようになりました。いや、この部屋には猫が一匹いました。猫がこの様子を時には楽しそうに、時には苛立って見ているように、私には見えました。

治療を続けているうちに、患者の容態にはそう大きな変化もなかったのですが、奥さんが同じ話を繰り返したり、介護の段取りがわからなくなったりしていることに気づきました。介護をしていた奥さんが認知症を患うようになったのです。食事の時間が不規則になり、病人のご主人が心配して、動かない身体でベッド上から身を乗り出すようにして、奥さんの様子や言動を見、上手に話せない言葉で、指摘し始めるようになりました。往診が午後になるときには昼食が済んでいない時もあって、見ているとご主人、奥さん、そして猫が同じ皿で一緒に同じおかずを食べているのです。時には、食器を洗うことなく、再度同じものを利用していました。

ご主人はその光景を見られるのが恥ずかしいようで言い訳をすることもありました。このお宅には、訪問看護や訪問介護を定期的に導入しておりましたが、やがて徐々に奥さんが拒否するようになり、対応に苦労しました。ご家族（息子さん）を呼び出して注意をするものの変化は見られません。あらためて息子さんに老夫婦とも施設に入所したほうがいいということを指摘し、そのための説明をすると、患者が入所すると奥さん（つまり自分の母）の認知症が悪化することを理由に拒否されました。

私はその息子さんとの話し合いの後、もう少し様子を見たうえで改善がなければ包括支援センターに依頼して対応――つまりセンターが介入して強制的に老夫婦を施設に入所させる措置をとってもらう――するしかないと決意しました。

ところが、その数日後に奥さんが朝起きてこなかったのです。ご主人が何度大声を出しても反応がなく、周囲の人が気付いて当院に電話がありました。

急いで自宅を訪問すると、なんと奥さんは息を引き取っていたのです。死因は過労などによる心筋梗塞《こうそく》と推定されました。数日前、私が老夫婦の息子さんと話した際に、彼らの主張を尊重していったん施設入所については保留したことが悲しい事態を招いたようにも感じられました。私はその後、息子さんの姿勢を厳しく批判し、介護の責任放棄は社会的、法的に問題である旨を説明して、承諾を得て患者であるお父さんを施設入所としましたが、奥さんの命を救うことができなかったことは、私にとっては痛恨の極みです。

実は、こうしたケースが残念ながら少なくないというのが私の実感です。ある八三歳の男性患者は、脳梗塞を患い、自宅で寝たきりの生活を送っていました。近所に住んでいる人が心配して、一回見てほしいという事情で往診する機会があったのですが、ご家族は介護を放棄していることがわかりました。おむつを替えないので部屋の床に便汁が浸みて、歩くと音がするほどの状態でありました。息子さんが同居していましたが知らぬ顔をしているのです。介護ができないのなら介護サービスを使うべきですと言うと「お金がかかるから利用したくない」と拒否されました。

息子さんは働いておらず、親の年金だけが収入の彼にとっては、往診さえ断りたいところだったようで、生かさず殺さずという状態で「維持する」ことを望んでいたようでした。私はその時、先に触れた例の反省から、早期に包括支援センターの関与を依頼し、患者さんには介護施設に強制入所してもらいました。

介護者の犠牲により

在宅で療養している人が、人間らしい暮らしをできていないという悲しい事例を挙げました。本来なら、医療や介護サービスを利用できるし、それによって解決の見通しを立てられるはずなのですが、しかし「世話になりたくない」「医療は受けるけど介護は受けたくない」という人が思った以上にいるのです。介護保険の適用を受けていない、要介護認定を受けていないこうした人たちは介護ニーズを持っているのに放置され行き場もないという状況に置かれているのです。

もちろん、在宅医療を受けている症例にはご家族や介護者が献身的で、精一杯頑張っている方も少なくありません。四三歳でてんかんの発作で酸素不足の結果、脳溢血《いっけつ》を起こして、寝たきりになった女性の場合、世話をしていたのはお義母《かあ》さんであり、日夜を問わず一生懸命に介護をしていました。約一〇年間も休むことなく、気管切開していた患者さんの気管からの喀痰《かくたん》吸引をすること、胃に穴を開けて、そのチューブから栄養を与えるなどの慣れないことばかりの毎日でした。

意識のないこの患者さんには小・中学生の子どもさんが三人もいて、その世話もお祖母ちゃんの仕事であったので、お義母さんは最大の奉仕の心をもってお世話をしていました。健康診断を受ける暇もなく、ある日、体調不良を訴え、近所の病院を受診するとすい臓がんの末期状態であったことがわかりました。それから間もなく、入院先で全身転移による苦痛で、先に倒れた患者さんよりも早く命を落とすことになりました。

このケースのように多くの患者さんの在宅医療や介護が、介護者の犠牲によって成り立っているという事実も忘れてはいけません。

2　孤立したお年寄りとの出会いの中から

1に挙げたような事例を「人生いろいろ」と見ることもできるでしょう。幸せな家族、哀れな家族が存在するのはたしかに事実です。ただ同時に、私にはすべてがこの「社会の産物」であるようにも見えます。少しでも高齢者が生き易い社会をつくることを念願しています。そして、そのためには考えたり解決したりしなくてはならない問題がたくさんあるなぁというのが、私の実感です。

私は、在宅医療がこれからの地域医療にとって大事になってくると考えていますが、これらの例だけからもわかるように、問題は単純ではありません。必要とする人に医療や介護が届いていないという例では、家族の姿勢の問題である場合もあるでしょうが、その家族が抱えている問題も、単に「姿勢をあらためなさい」といえば済むというような場合は少ないかもしれません。そこには、仕事や収入などの経済的な問題、生活上の問題、親子関係を含む人間関係の問題など、医療や介護のスタッフが対応できる範囲を超えたものもたくさんある気がします。

また、それとは別の大きな問題として、在宅医療の担い手の問題があります。在宅医療を行うには、患者を訪ねて診療や看護、介護をするスタッフが必要です。在宅医療を行う医師、訪問看護、訪問介護などのスタッフです。スタッフの確保と養成には、当然ながらお金と手間ひまがかかりますが、現状ではその面で十分とはいえません。

スタッフが十分にいない状況でも、高齢社会は待ってくれませんので、限られた人的資源を有効に活用するため、病院・診療所・訪問看護ステーションなどの間の、あるいは介護関係者との連携も必要です。これも連携の整備が十分かどうかということについては地域差があるように思われます。

在宅医療が大切ということを理由として、「自助、共助、公助」をうたい、「まずやるべきは自助、共助。それがたちゆかなかったら公助が何とかしましょう」という議論もしきりにされています。私の現場感覚では非常に違和感を感じる議論なので、あとで少しふれたいと思います（第3章）。

このように、思いつくまま挙げてみただけでも、考えなくてはならないことが次々と出てきます。私は、そうした問題を考えるには、高齢者が生きている現場に足を運ぶしかないと思ってきました。私が今やっていること自体が、助けを必要としている人の現場から見えてきたことをもとに考えてきたことだからです。島田市の地域医療に私がどう取り組んできたかを大づかみに述べておきたいと思います。

介護施設をつくったきっかけ

一九九三年、島田市にレシャード医院を開業した翌月、ある土砂降りの夜、ずいぶん遅くにうちの電話が鳴りました。家で寝たきりのお父さんがとても苦しんでいるから来てくれないかという往診の依頼でした。どうやって行けばいいのかわかりませんでしたので、そう伝えると、車で迎えに行くと言われました。それならということで引き受けると、しばらくして自家用車で迎えに来て下さいました。患者さんの息子さんだったと思います。車で約一時間走り、たどり着いたところはまばらに家が存在する場所でした。

患者さんは八〇歳代、脳腫瘍の病気で寝たきり、鼻から管で栄養を補給している状態でした。ぜいぜいと非常に苦しそうな音で息をしておられ、熱も三八度ほどありました。ただ、その状態で私にできることはそう多くなく、患者さんをいかに少しでも楽にできるかということを考えました。痰の吸引を行い、抗生剤や水分補給の点滴を施し、発熱に対する処置などを行って、夜が明ける頃に家に戻ってきました。

次の日、再び、今度は自分の車で、知らない道を辿りながら昨夜聞いた住所まで走り、患者の診療を行いました。その時は、多少は楽になっているとのことで安堵したのですが、よく聞くとその地域は無医村——現在は行政区分としては島田市の一部になっていますが——だったのです。高齢者の比率が高く、その高齢者が遠い町の医者への受診を控えているという状況を知りました。

「いったい、この村や周辺のお年寄り、体の不自由な方々の今後はどうなるんだろう」と心配になったのを覚えています。あるいは、急病になったらどうするのか。救急車を呼ぶにしても、最近は、救急車がすぐに来られるかどうかもわからない状況もありますので、何とかしなくてはと考えました。村役場や民生委員のみなさんと相談して、その後、週に一回、看護師とともにこの村に足を運んで巡回医療を行うことにしました。病気がちだったり寝込んだりしている人の診察はもちろんしましたが、それだけでなく、健康なお年寄りに集まっていただいて血圧を測ったり病気の予防となるような知識を伝えたりして、この地域のボランティアの方々とともに定期的な活動を開始したのです。

それはそれなりに意味のあることだったと思いますが、二~三年間が経過したところで、各家庭での療養にも限界があることに気づきました。というのも、お年寄りがたくさんいて、医療や介護のニーズはあるのですが、一方でそれに対応できるスタッフや若い人が近くにいませんので、まともな療養ができないのです。お年寄りが元気なうちはいいけれど、病気になると途端に日常生活さえできなくなるという状況になるんです。

誰も面倒をみてくれる人がいない。病気を診る医師や看護師もいない。そういう孤立したお年寄りがたくさんいる地域でした。そういう人たちの行き場をどうしようという問題を考えたら、施設が必要だなと自然と考えるようになったのです。とくに病院に入院できない層――とりあえず急性期をすぎて療養しているけれど体調がすぐれない人――を中心に、何らかの違う術《すべ》を考える必要を感じました。

まだ介護保険制度が具体的に見えてきていない時期でしたので、まったく手探りで

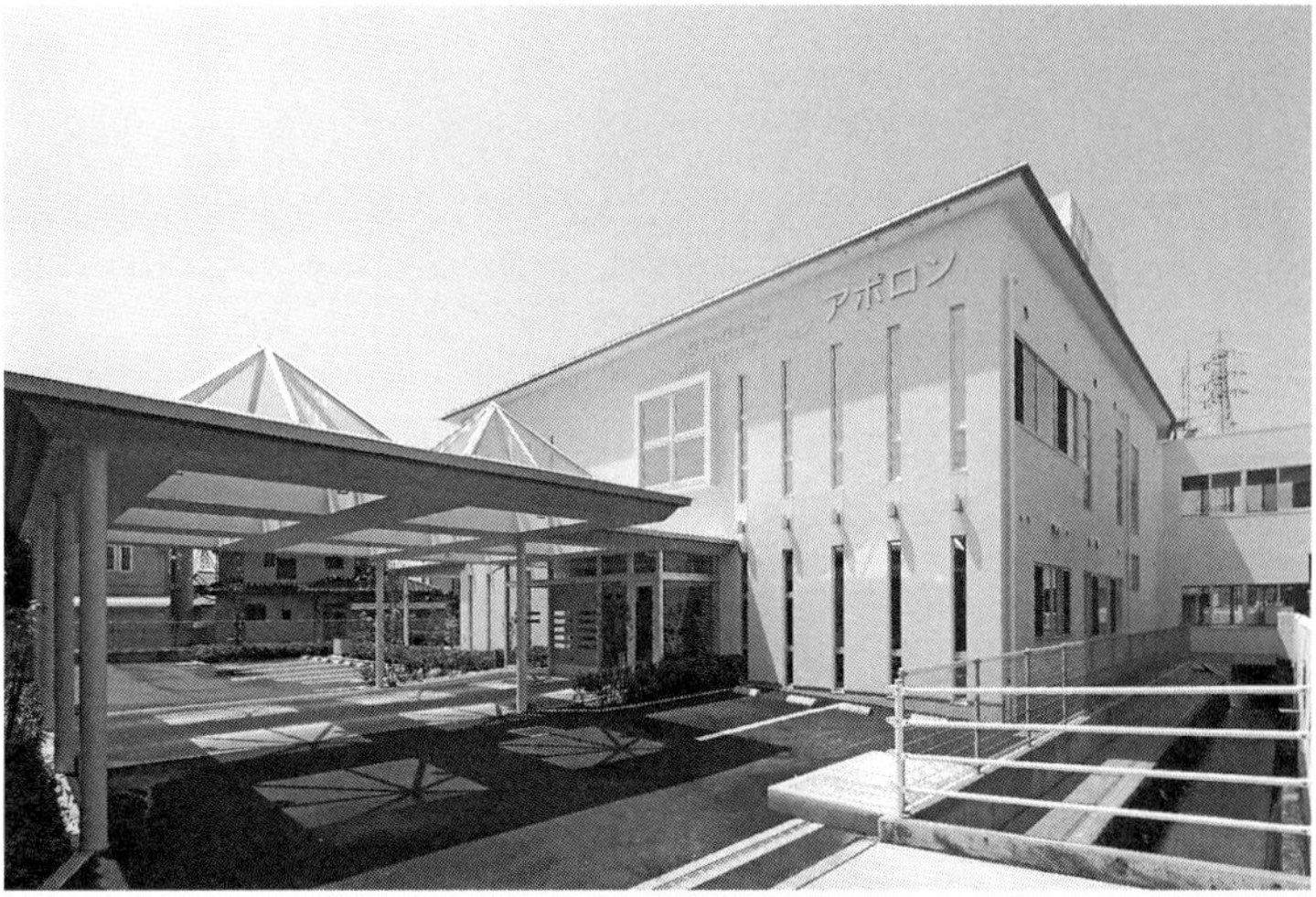

老人介護施設「アポロン」の全景

したが――そしてお金もなかったのですが――介護老人保健施設をつくることにしました。在宅で介護を必要としている方、入院治療をとりあえず終えて退院した方に、入所してもらい、家庭に戻って日常生活を送れるようサポートする施設です。集団生活、リハビリテーション、健康管理を行って、一日も早く在宅生活が実現するようめざすとともに、家庭に復帰した後も、デイケア、訪問リハビリテーションや訪問看護・介護などのサービスを提供してフォローします。同時に、認知症の方や医療ニーズの高い方向けに、デイケア（通所リハビリ）、グループホームなども併設する施設です。これを「アポロン」と名付けました。ギリシア神話に登場する青年の神、音楽・医学を司る神のアポロンです。利用される方に青年の心を持ち直し、心身とともに健康をめざすという願いを込めました。入所とショートステイで八〇人（現在は一〇〇人に増やしました）、通所サービスは日に四五人が可能です。

施設で「あたりまえの生活」を

施設を手探りでつくろうとしていた時、私は何から考えるべきなのか、あれこれと考えをめぐらせました。施設を利用するお年寄りが、どういう状態にあれば、回復やリハビリに意欲をもって臨めるか。お年寄りが生きてきた状態、その現場にヒントはないかと考えました。考えた末に辿りついたのは「あたりまえの生活」というアイデアです。

利用者の方々は、自宅にいらしたとき、「あたりまえの生活」をしていたと思います。家族の温かみ、子どもや孫たちとの交わりがそこにあり、ご近所や昔なじみの友達とのつきあいもあるはずです。食べるものは自分か家族がつくる普通の家庭料理でしょう。

そういう「あたりまえの生活」、自然な生活が、施設に入るとできなくなると、お

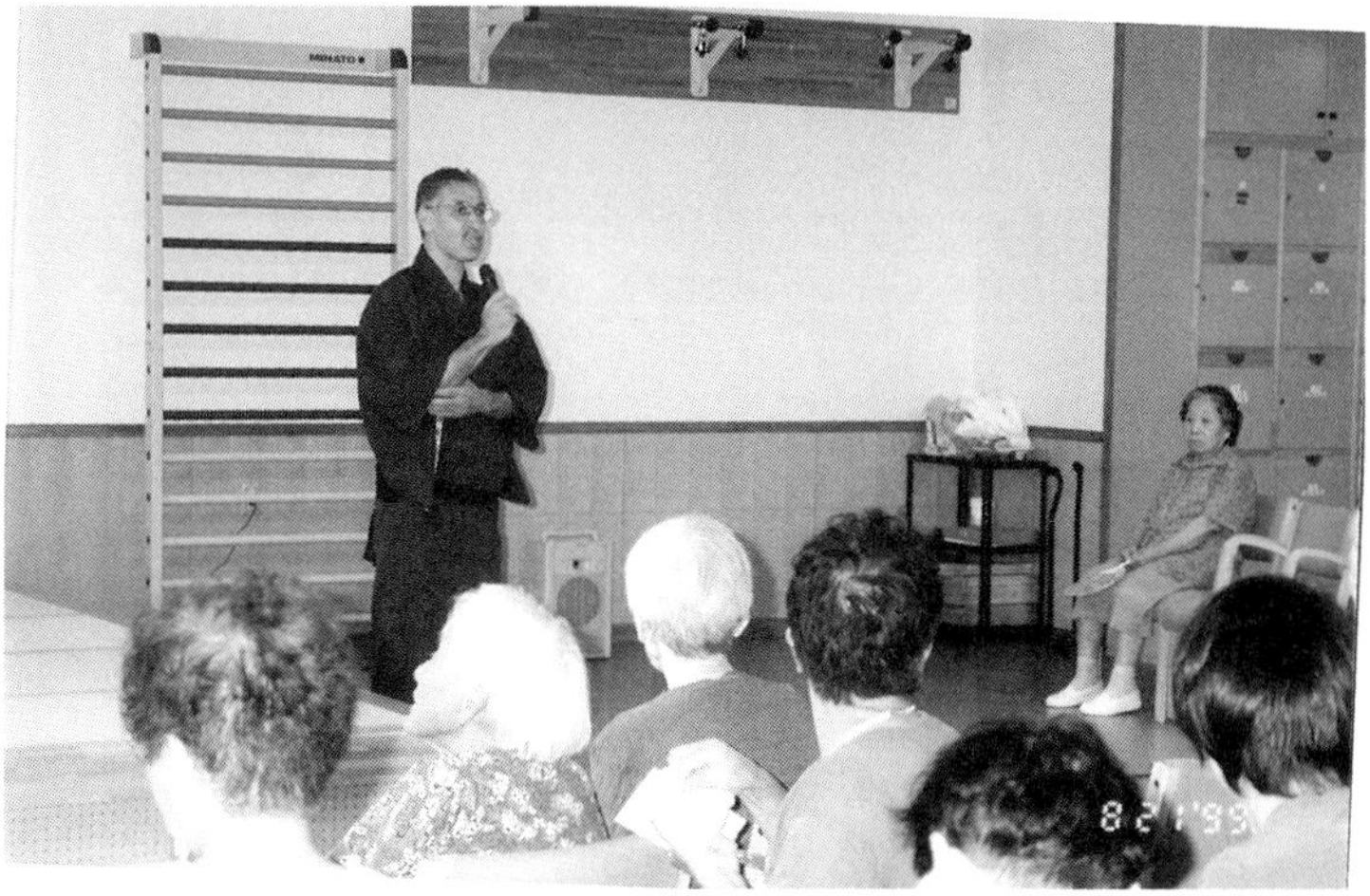

施設内の夏祭りで挨拶する著者（「アポロン」）

年寄りは調子を崩してしまうと思ったのです（第4章でふれますが、そのことはアフガニスタンの難民キャンプでしばしば感じたことでもありました）。私はそれをできる限り避けたいと思いました。「あたりまえの生活」ができないことが利用者の方のストレスになり、体調の不具合や認知症を誘発しかねないからです。

もちろん、日常生活で慣れ親しんだ住まいから離れた場所にある施設に入りますので、それまでと全く同じ生活というわけにはいきませんが、たとえば食事は、できる限り家庭で食べているものに近い献立とし、過剰なカロリー制限・塩分制限などはできるだけ避けるようにしました。施設全体としても、家庭的な雰囲気に近いものにし、利用者の方々がリラックスして暮らせるようにできないかと考え、なるべく街の中心に近い住宅地の中に施設をつくれないかと思ったのです。

施設が街中の普通の住環境の中にあれば、ご家族やお友達は訪問しやすいですし、普通の社会生活に近い環境がつくれます。たとえば、家庭では、隣の家で焼いたサンマの匂いが漂ってきて、「お腹が空いたな。そろそろ食事の時間だ」と思ったり、子どもたちの声が聞こえてくると「学校が終わったんだ。孫が帰ってくるのを迎えに出なくちゃ」などと思うわけで、そういう環境が楽しくもあるわけです。楽しいし、適度な刺激となってお年寄りの心身の状態にいい影響を与えてくれます。施設生活をそういう状況に少しでも近づけることをめざしました。

ただ、施設を住宅地の真ん中につくるとなると、周辺の住民のみなさんから非常に強い反発があったのも事実です。福祉や介護を知っている人ほど厳しく反対されました。「認知症の方が外に出たりして住民生活の支障になるのではないか」というわけです。

たしかに、最近はそうでもないのですが、以前は介護施設などはなるべく市街地から離れた場所につくることが多かったと思います。それを「自然豊かな場所」などと

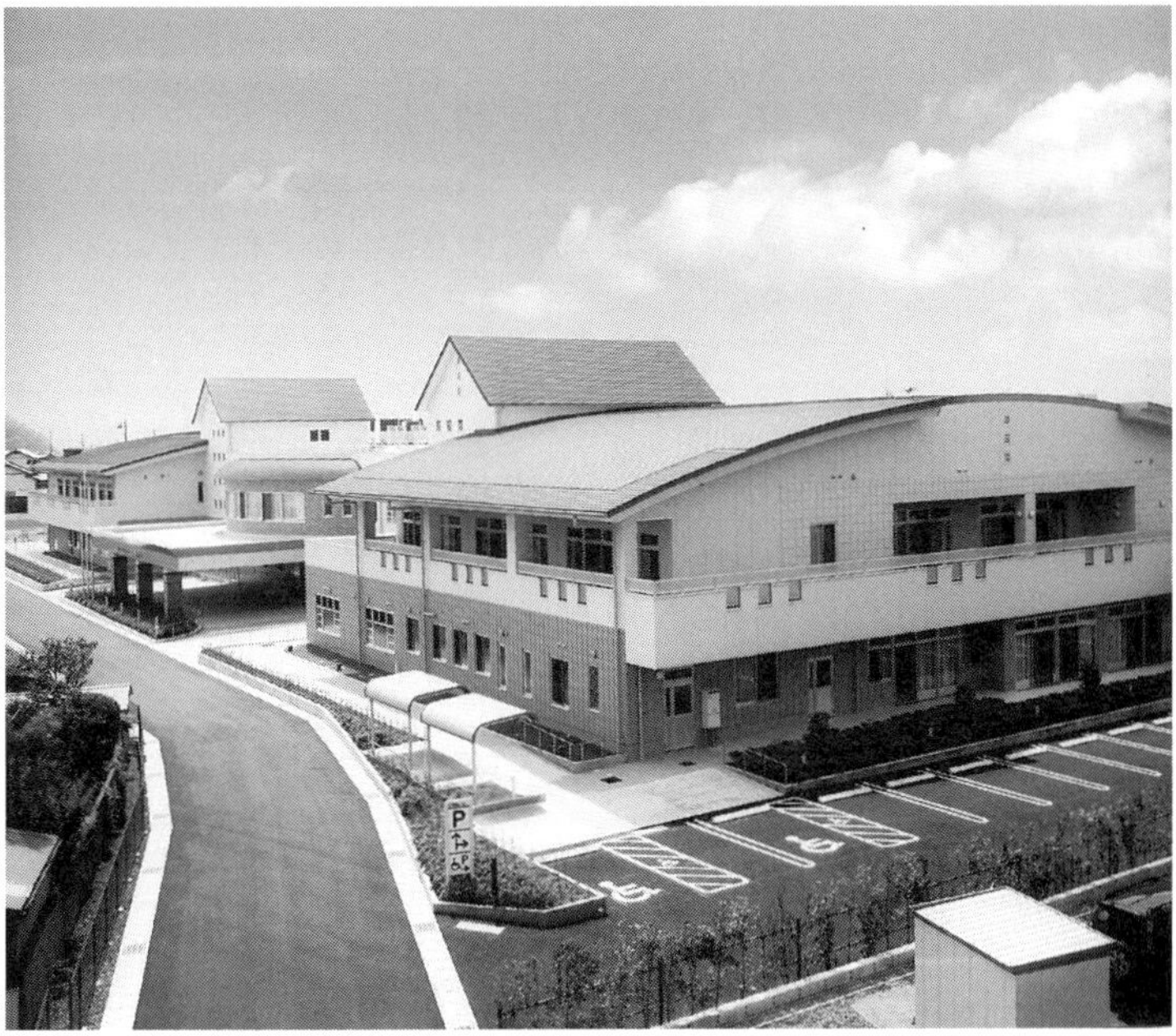
特別養護施設「あすか」の全景

美化もしていました。私が街中に施設をつくろうとしていることについて「ばかげている」と言った関係者は少なくありませんでした。またそもそも、市街地は土地も高く、建設には金銭的な負担も小さくありません。レシャード医院開業だけで大きな借金を背負い、お金などほとんどないに等しかった私にとっては、これは大きな問題でした。

しかし、人里離れた場所に施設をつくるのは、施設の目的と矛盾すると私は思ったので、それは全く考えませんでした。人間は誰かと一緒に生きているもので、共同体の中で自分が存在しているということに、安心もするし、人の姿や行動を見て「自分も」と意欲を持つこともある。知り合いがすてきな洋服を着てきれいにしていると「あ、私も着なきゃ」と思ったり、「顔色いいですね」といわれると、うれしくなって自分の顔をさわってみたりしながら、健康に気をつけるようになったりします。「昨日食べた煮物が美味しかった」と言われると自分も食べたくなるし、「孫が遊びに来て楽しかった」という話を聞けば、ああ自分も会いたいな、と孫の名前や顔を思い出したりする。

それは、人に対し見栄を張るというようなことかもしれませんが、その「見栄」が生きる意欲につながるともいえるでしょう。人間にはそういう刺激が必要なのです。刺激の中に生きるのが人間だと言ってもいいと思います。とくに自分が親しんできたものや好きなもの、暮らしの中で「あたり前」のこととして受け入れてきたことにふれられる環境は、お年寄りにとっては大事だと思います。

私は、そういう自分の考えを、何度も住民の方に伝え理解をお願いしました。その結果、近隣のみなさんも基本的な観点を理解してくださり、「アポロン」は一九九九年にオープンできました。ありがたいことにその後一八年間、大きなトラブルはあり

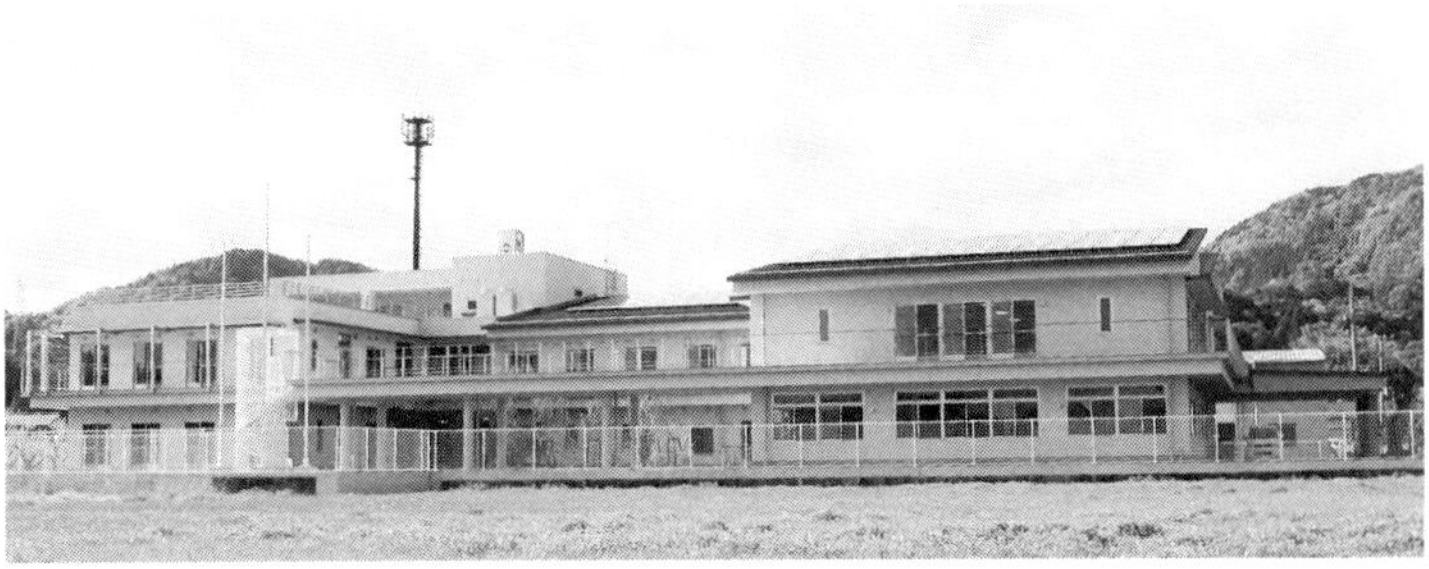

複合施設「アポロン伊太」の全景

ません。そして、当時のその無医村の人々のみならず市内の多くの方々が利用され、ほうぼうから感謝の声をいただき、それに私も感動を覚えました。

「アポロン」は介護保険が始まる一年前の設立だったために、経済的に多大な赤字と負担になりましたが、利用者の需要が多く、次の施設の必要性に迫られることになりました。そこで二〇〇三年に特別養護老人ホーム「あすか」を開設しました。さらに、サテライト型の介護老人保健施設「アポロン伊太」を二〇一一年に開設しました。

「あすか」は特養ホームですから、いわゆる寝たきり状態や認知症の進行した状態などにある方など、常時介護の必要な人を主な対象にしています。また入所（定員七〇人）、グループホーム（一六人）だけでなく、ショートステイ（二〇人）や、軽度の方も含めたデイサービス（三〇人）も提供しますし、居宅支援サービスなどもあります。「アポロン伊太」はサテライト型介護老人施設で、入所定員が二〇人、認知症デイサービス一二人、小規模多機能施設二五人、グループホーム九人で、訪問看護ステーションも運営しています。

施設近くに住む人々とのいい関係

先ほど、施設周辺の住民の方と大きなトラブルはないと書きましたが、むしろ、これらの施設の周辺の方々の多くは、喜んでくださっているようだというのが私の実感です。「アポロン」も「あすか」も「アポロン伊太」も、いずれも街中にある施設です。すると、周囲の住宅にも高齢者がたくさんいらっしゃいますので、近くのお宅から施設に入所される方もいらっしゃいます。そうなると「助かったねえ、こんなところに施設があって」と歓迎してくれるのです。開設前に反対しておられた方から、「あんなこと言って悪かったね」と言われたり、そういうことを口には出さないけれど、「ちょっとお手伝いでもさせてもらえんかね」と言ってくださる方もいます。

ある施設の開設前に、いちばん反発していたおじいちゃんが、木工の巧みな方で、木を切ってしっかりしたきれいな椅子を作ってくれて、「風呂に置いておいたら、みんな座れるから」と言って持ってきてくれたこともありました。そのおじいちゃんの

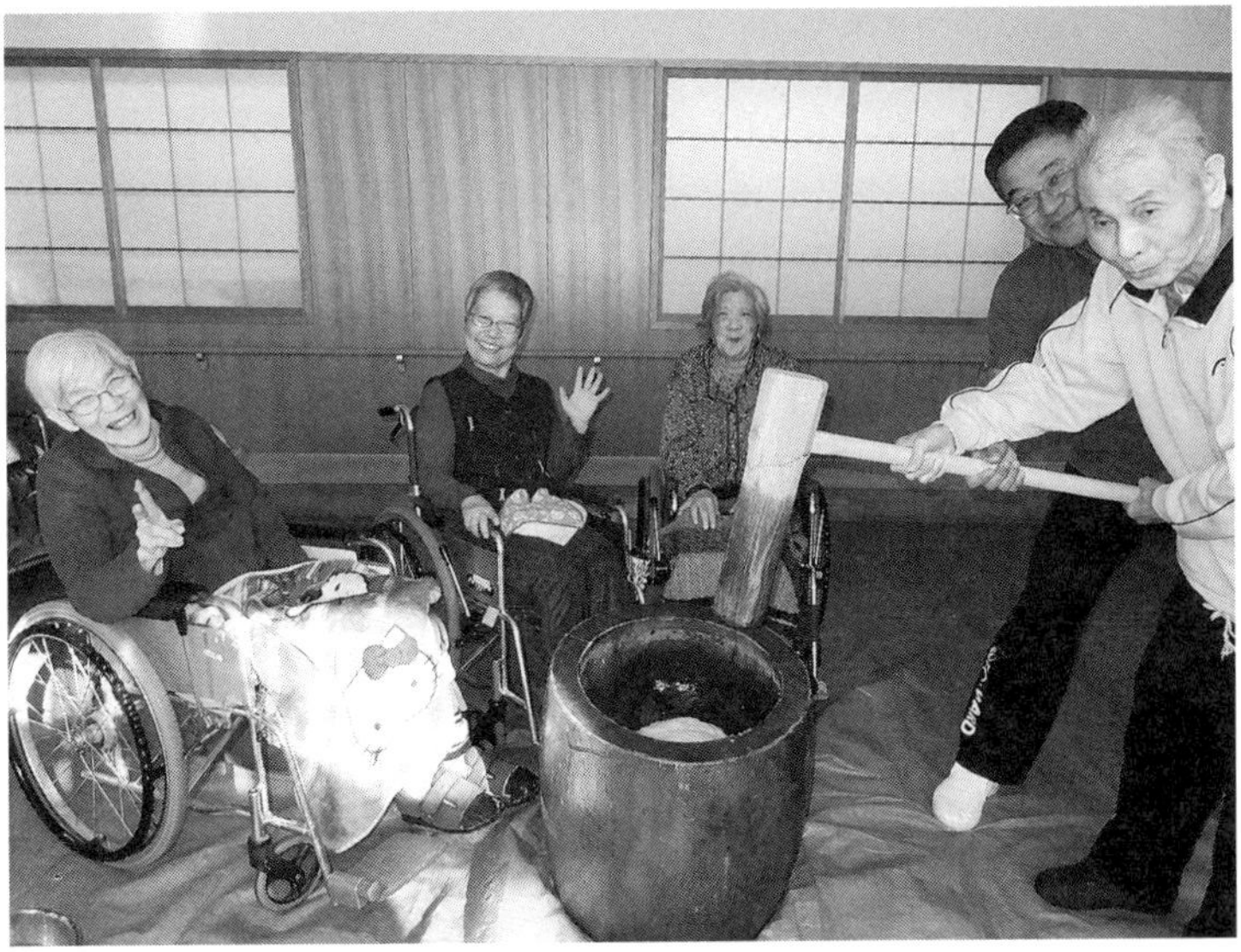

「あといくつ寝るとお正月」。もちつきを楽しむ「あすか」利用者の方々

気持ちに、私は感激したのですが、その方は、時々施設に顔を出してくれる――遊びに来てくれるのです。近い年代のお年寄りがいる施設ですから、新しい友達ができたように思ってくれているのかもしれません。楽しんでくれているようです。

そんな様子を見て私は思うことがありました。最近は地域の老人会というものがなくなる傾向にあって「孤独なお年寄り」ということが問題になっていますけれども、ちょうどうちの施設で老人会的な集まりができているような格好になっているなぁと。これはうれしいことです。こうなってくれると、施設とはいっても、利用者や周辺の方々にとって「あたりまえの生活」に近づいていくと思いますので。

こうして、現実に悩みながらも、手探りで地域医療にとりくんできたわけですが、自分のいる地域を見ただけでも、もちろん問題は山積していて、悲しい出来事や困難な状況に頭を悩ませる時間がなくなるということはありません。日本はこれだけの高齢社会になっていますから、お年寄りがやがて人生の最後の時期を迎えるにあたって、本人と家族が、幸せな気持ちで過ごすことができるかどうか、人間らしい生活を送ることができるかどうかを左右するものは、在宅であれ施設であれ、「当たり前の生活ができるかどうか」だと思います。

この「当たり前」は、在宅医療や介護を受けている患者や利用者の基準で考えるべきだと思います。医療やサービスを提供している行政、医療人や介護の担い手の都合や基準で決めるべきものであってはいけません。私はそのために、社会全体で取り組むべきだと思いますし、島田市で、行政も民間もあげてそうできるように、関係者に働きかけてきました。

小さな努力ではありますが、ここ十数年で島田市における在宅医療のための環境整備は、少しずつ進んできたと思います。章をあらためてそのあたりのことをご紹介しましょう。

★1　二〇一六（平成二八）年一二月現在。島田市ホームページ、島田市の人口・世帯。
★2　二〇一六（平成二八）年一二月三一日現在。島田市市民課。
★3　二〇一五（平成二七）年国勢調査人口等基本集計。
★4　島田市民病院事業、経営計画平成二七年度～平成三〇年度。厚生労働省：平成二四年医師・歯科医師・薬剤師調査。

第2章　「最後の時をどう生きるか」を共有する

アジアでは住み慣れた環境で最期まで人生を全うすることが当たり前の習慣であり、自然のことです。しかし、現実的に最期まで在宅で過ごせない人も少なくありません。それぞれのご家庭にあって、医療や介護を受けられていないお年寄りがいるという状況には、様々な要素が含まれていると思います。

第一に、当事者であるお年寄り自身は、先にも述べたような理由で、住み慣れた家で過ごしたいと思っておられ、実際にそうしていて、介護などの干渉を受けたくないという事例。これは自然で当たり前の願いによるものだといっていいでしょう。

第二に、そうやって在宅で過ごすのですが、当事者やご家族が、介護サービスを受けられるということ、その申請などの術《すべ》を知らない場合があるという問題。おじいちゃん、おばあちゃんの心身が弱ってきたけど、どうしたらいいかわからず孤立してしまうというケースです。あるいは、介護サービスを受けられることは知っていても、いろんな理由から受給しようと考えない場合もあるでしょう。とくにお年寄りの一人暮らし、老夫婦二人暮らしのご家庭でこうした問題がある気がします。

第三に、需要は十分にあっても医療・介護機関そのものや、そのスタッフが十分にいなくてサービスの手が回らない場合があるという問題の方が、近年では重要な現実だと思います。「無医村」はその典型な例で、私も、第1章でふれたようにそこから出発して往診や介護のとりくみを進めてきました。とくに医療制度に関わる関係者の方に、ぜひその現場を知るために来ていただきたいと思っているのですが、必要な人材を早急に確保・養成し、またさまざまな職種間の連携を図らなくてはならないという課題は現実に困難な状況にあります。

ほかにもあると思いますが、ひとまずこの三つの視点から、本章と次の章で考えてみたいと思います。

1 「在宅医療とは何か」を知ることから

二〇一四年に島田市で行政を中心に調査した「市民への在宅医療に関するアンケート」というものがあります。四〇歳以上の方を一〇〇〇人抽出して、四五・八パーセントの方から回答をいただきました。それによると「最期をどこで迎えたいですか」

資料2-1 入院しても完治しない場合、あるいは入院しなくても治療が継続できる場合で、往診してくれる医師や訪問看護師、訪問介護士などの在宅医療を提供する体制があれば、ご自分は在宅医療を望みますか

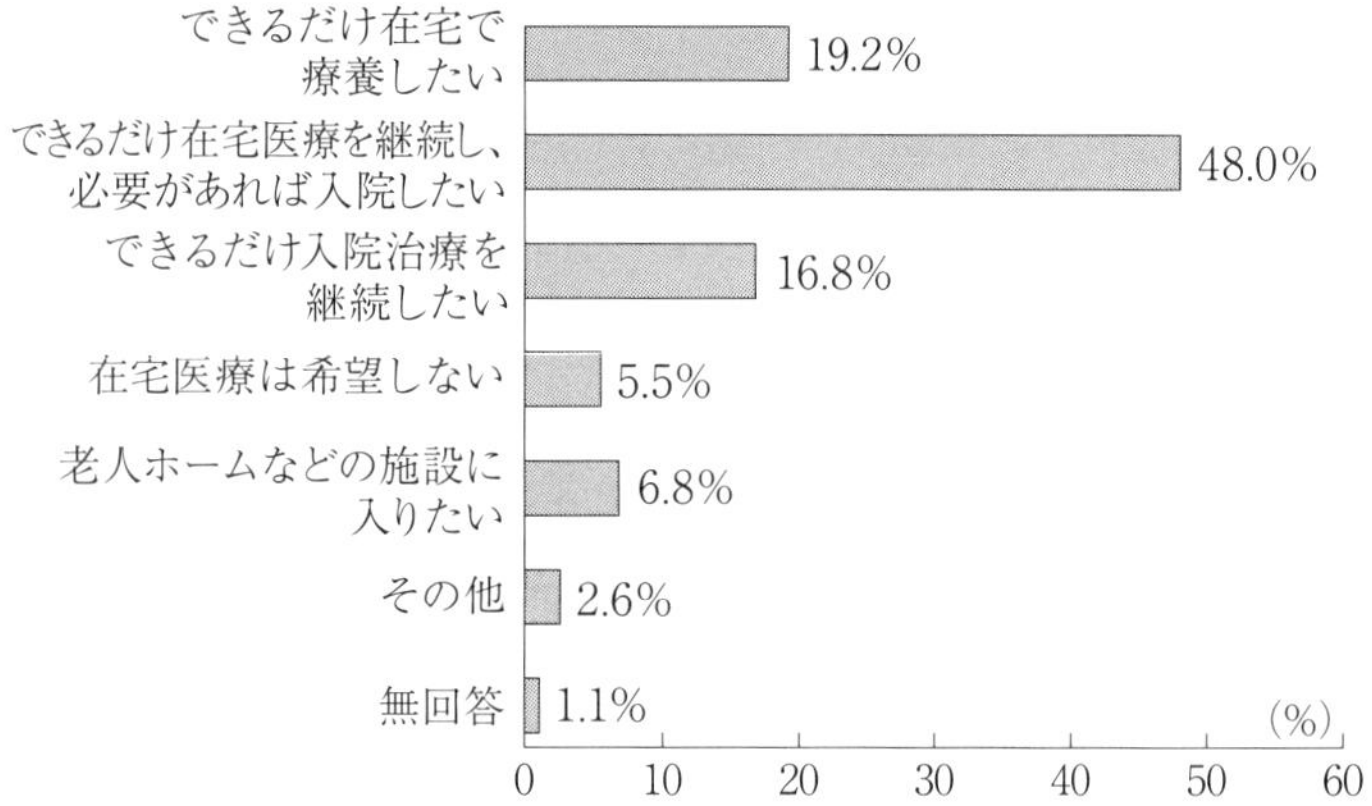

という質問には、「在宅」「在宅で療養し、必要時に入院」の合計が六七・二パーセントという結果でした（資料2―1）。全体の三分の二にあたるこの方々は、できるだけ在宅医療を継続して、必要があれば入院したいと考えておられるといっていいと思います。

同じ調査で、「在宅医療を希望しない」人にその理由を尋ねていますが（複数回答可）、資料2―2にあるように、「家族に負担をかけたくないから」が理由のトップで四割近くの人がそう答えていました。病院や施設ですごしたいと答えた方の少なくない部分に、「家族に迷惑をかけたくない」という気持ちからそう答えた方がいることも予想されます。

資料2-2　在宅医療を希望しない理由はどんなことでしょう（○はいくつでも）

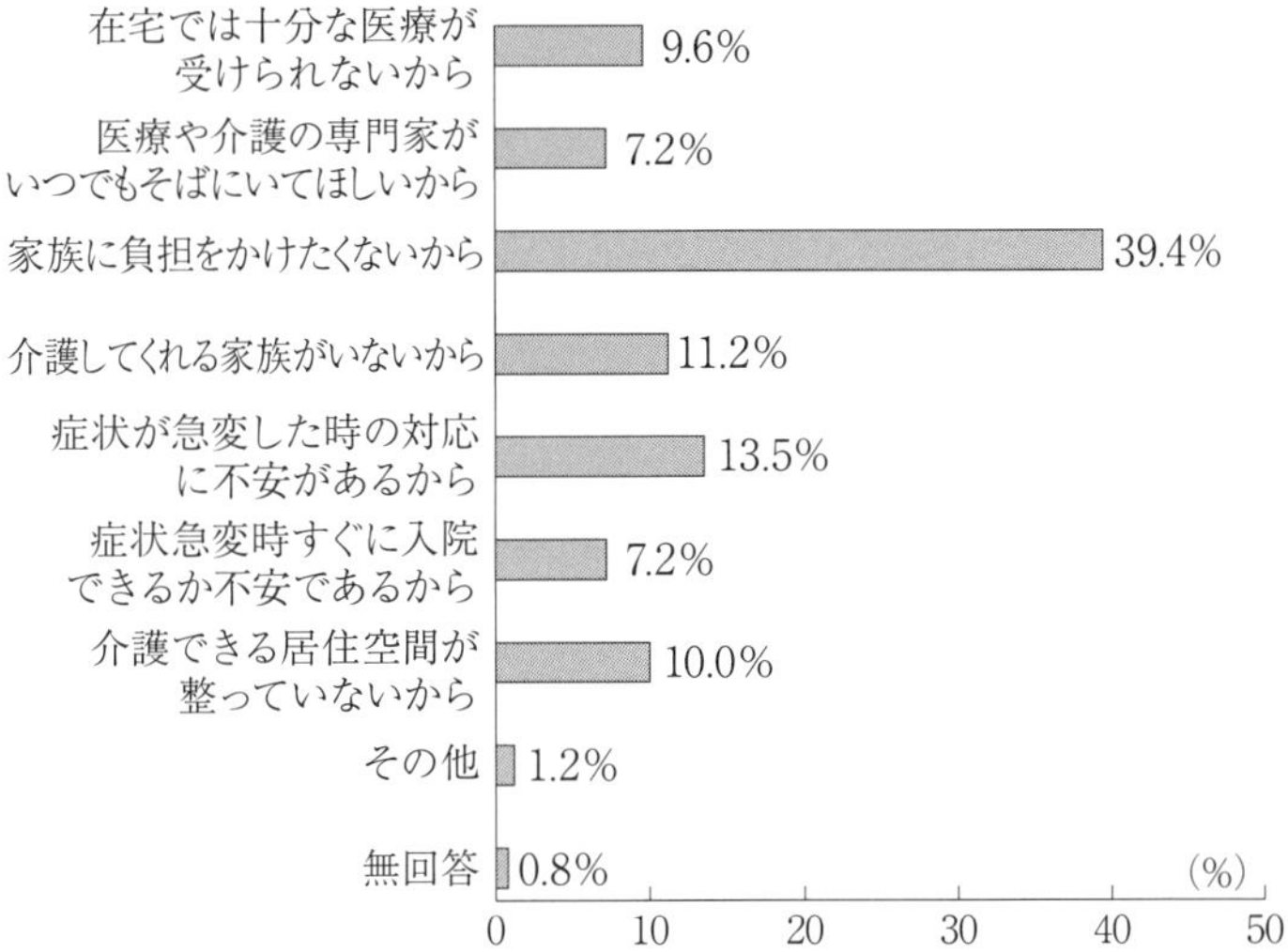

こうしたケースには、家族の負担が大きくならない方法があるのなら、できれば在宅のほうがいいと思っている場合も含まれていることが推測できます。

同じ調査によれば、資料2―3にみられるように、在宅医療を希望する理由（複数回答可）として、「家族や友人など身近な人と過ごす時間を大切にしたい」が三二・五パーセントと最も多くなっています。「自分の生活や価値観などを重視したい」も一八・〇パーセントと少なくありません。高齢で病気がちになったときに自分の身近な人との時間を大切にし、あるいは自分らしい生活（好きな物を好きな時に食べて、横になりたい時には横になり、寝たい時に寝るなど）を大事にしたいと考える――これは「個人の尊厳」を大事にすることだと言い換えることもできると思いますが――ことは、人間として当然のことでしょう。

こうした願いは、第1章でも述べたような、住み慣れた自宅で「あたりまえの生活」を過ごすということとも相通じるものだと思います。在宅での生活を家庭や家族任せにせずに、医療・介護関係機関がしっかり連携してサポートできるなら、それは、おそらく高齢者の方にとって、体調管理の面でも精神的にも、最もいい形での最後の時期のすごし方だと私も思います。

ただ、「在宅医療にとりくんでいる医療機関があることを知っていますか」との質問には、知っている人は四〇・四パーセントにとどまり、「知らない」人・「聞いたことはあるがよくわからない」人の合計が五八・五パーセントと、よく知らない人のほうが多数派です（資料2―4）。実は、この問いへの回答者を六五歳以上の方のうち一人暮らし・二人暮らしの人に絞って集計した場合には、「知っている」は三二・一パーセントとより少なくなり、「知らない」三四・九パーセント、「聞いたことはあるがよくわからない」三二・一パーセント、つまりよく知らない人が合計六七パーセントと全体の三分の二に上ります。

資料2-3　在宅医療を希望する理由はどんなことでしょう（○はいくつでも）

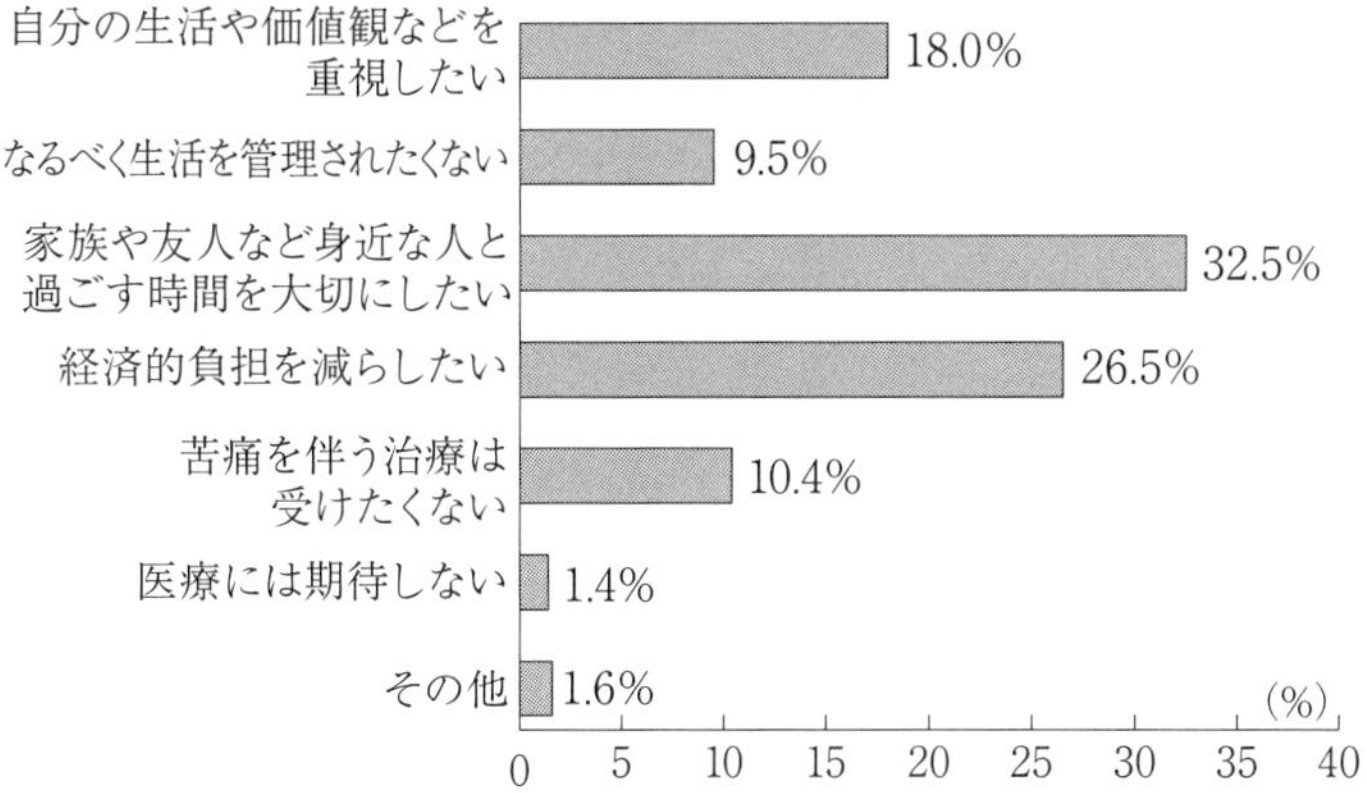

資料2-4　在宅医療に取り組んでいる医療機関があることを知っていますか

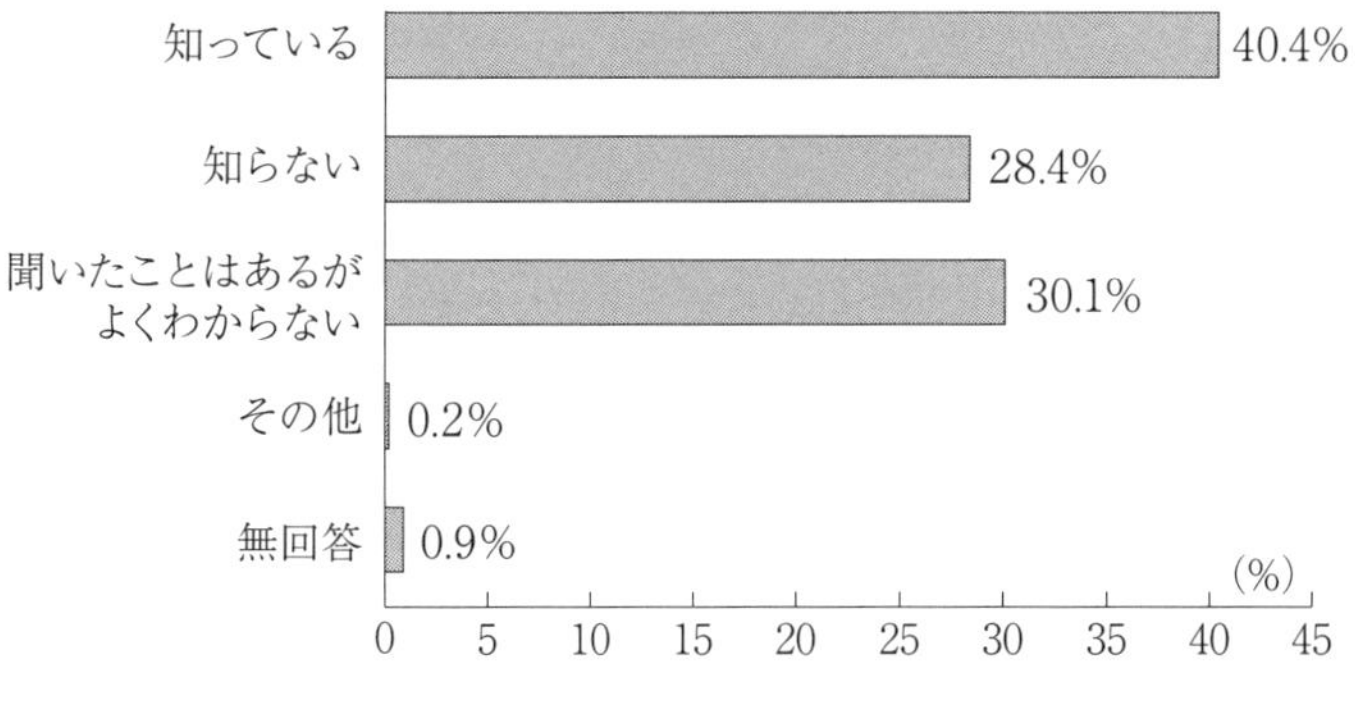

そして、そのうえで在宅医療について関心があるかどうかを尋ねる質問には、「とても関心がある」三〇・一パーセント、「少しは関心がある」五三・五パーセントと多くの人が関心を表明しています。ただ一方で、介護をするご家族の立場からは、「あなたの家族が在宅医療を希望した場合、どのようにしようと思いますか」との問いに、「希望をかなえたいが、実現困難だと思う」が四四・一パーセントで、「できるだけ本人の希望をかなえたい」三〇・三パーセントを上回っています（資料2―5）。

このご家族の立場からの答えにおいて、「（在宅で療養したいという）希望をかなえたいが、実現困難だと思う」という人、そして「できるだけ在宅医療はしたくない」人にその理由を尋ねた答えは、資料2―6にみられるようになっていました。

つまり、在宅医療のサポートをしている医療機関のことを、まずそもそも知らない人が多く、したがって在宅医療というもののイメージがわかない、だから在宅医療なんて難しいと思ってしまう――私には、この結果はそう言っているように見えました。資料2―6からは、在宅医療に否定的な人は、患者の急変時の対応が不安（一八・九パーセント）、医療や介護の知識がなく不安（一三・三パーセント）、入院のほうがいい治療を受けられる（一二・九パーセント）など、在宅医療の内容に不安があることが少なくないことがわかります。こういった性格の問題は、在宅医療の環境整備とご家

資料2-5　あなたの家族が在宅医療を希望した場合、どのようにしようと思いますか

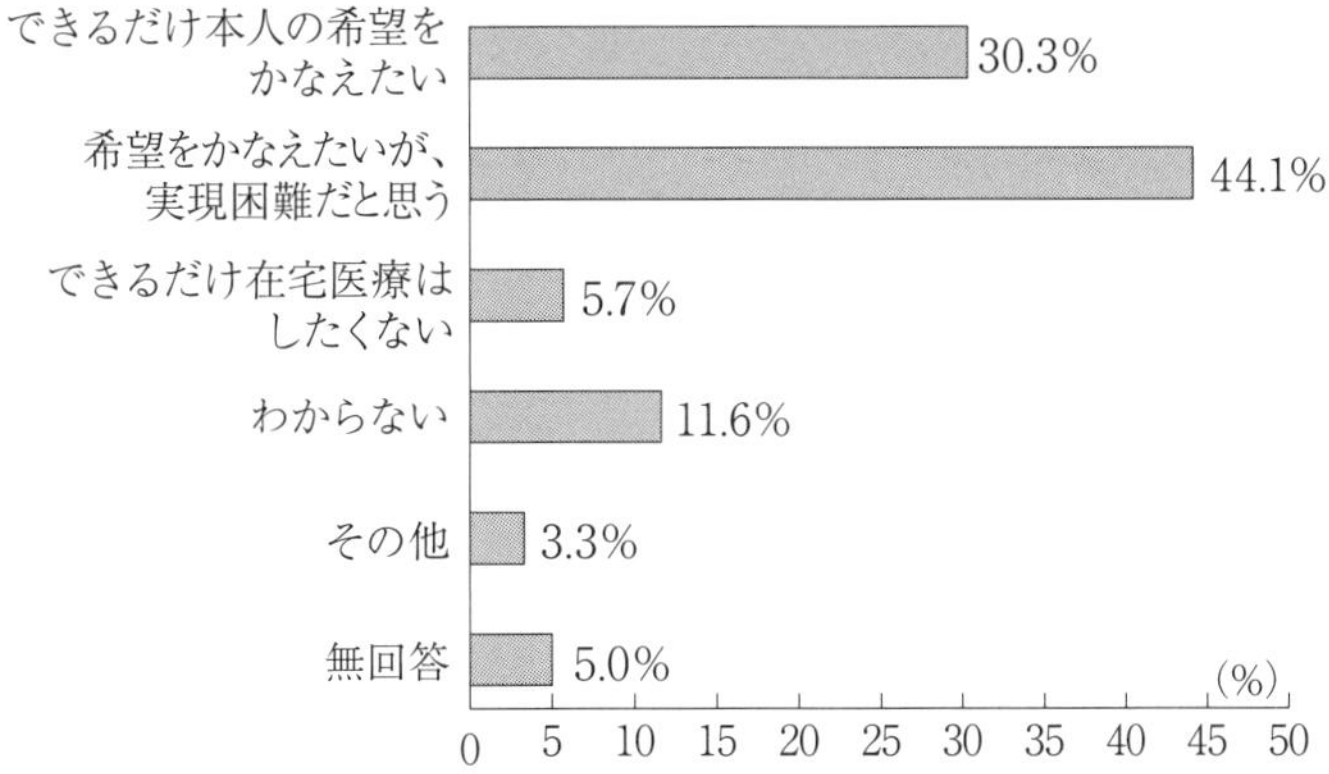

資料2-6　家族が在宅医療を希望した場合、実現困難だと思う、できるだけ在宅医療はしたくない理由は何でしょう　（○はいくつでも）

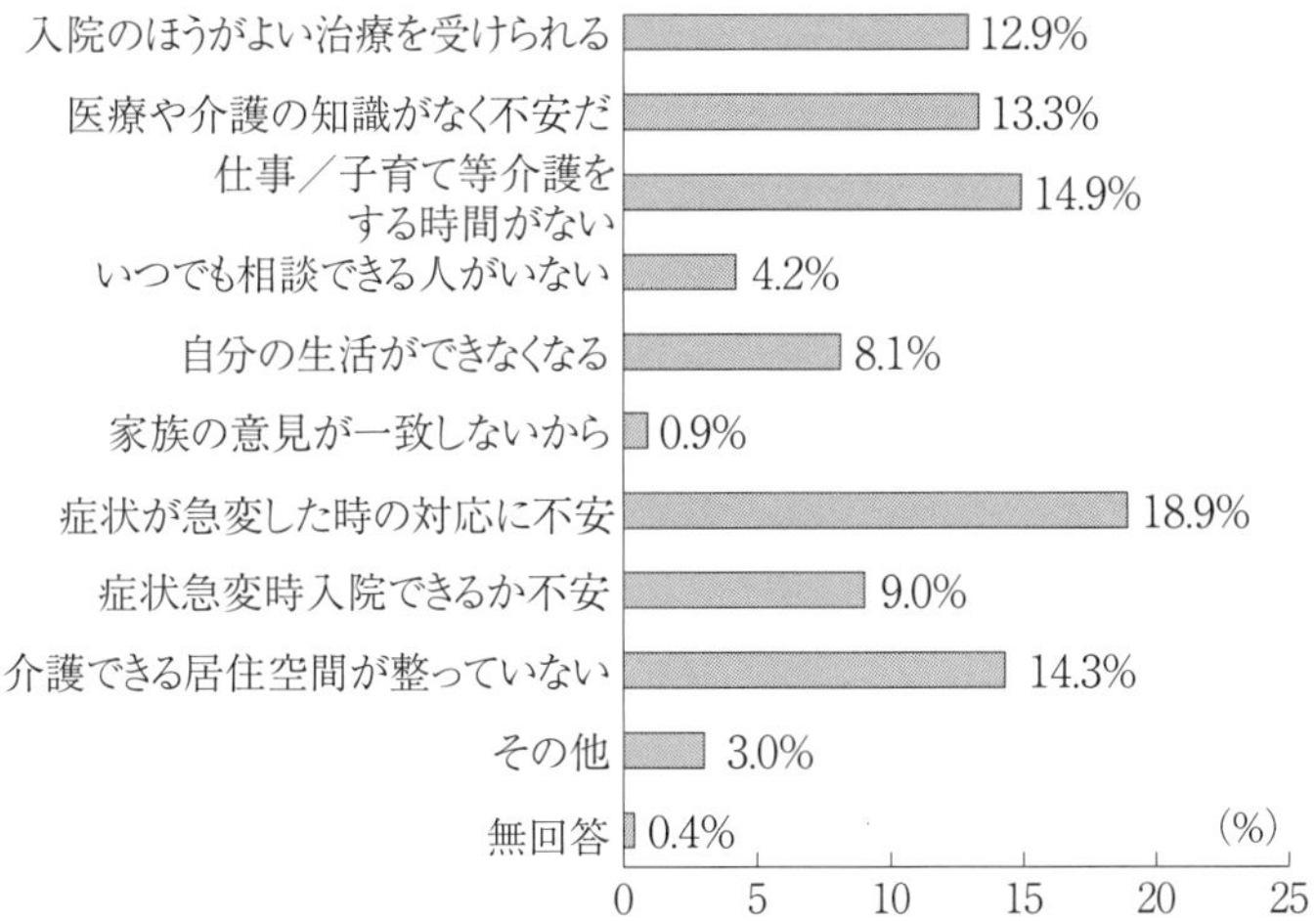

族を含む関係者の理解を促進することで解決できるはずです。また、同じく資料2―6で目立つ「仕事・子育て等で介護する時間がない」「介護できる居住空間が整っていない」は、それぞれのご家庭の物理的、経済的な事情も関わる問題、あるいは介護者に時間的余裕がなかったり知識が不十分であったりということが誘因であるので、そうした場合には制度的に仕事と介護の両立をできるシステムづくりも必要でしょう。そして、いちがいに在宅医療だけを追求すればいいということでもなく、介護老人保健施設や特別養護施設などが役割を果たすという形で対応できる場合も少なくないと思います。

一方で、在宅医療や介護を受けるに当たって、そのかかる費用のことも心配事の一つであります。医療については、基本的には収入のない高齢者の自己負担は七五歳以上は一割、七〇~七四歳の方は二割ということになっています。また、一定の収入がある場合は三割かかります。介護については、介護保険が適用されれば、基本的に利用者負担は一割ですが、収入によって負担が増えます（それぞれに負担の上限も設定されています）。もちろん、施設を利用する場合でも同様です。しかし、施設の場合にはそれに加えて食事代等も加わることになります。全く収入の無い人や生活保護を受けている場合は、手続きを行うことで自己負担の軽減措置の対象になる人もいます。

具体的な額については地元の行政の介護保険課や福祉課に尋ねるとわかります。

※本書の校正中、国会で介護保険の利用者負担を、一部、三割に引き上げる法案が審議されています。

一般的には介護認定を受けた時点で介護サービスのプランや総括を行ってくれるケアマネージャーがサービス内容を決定するとともにその費用も算出してくれます。そして在宅で介護を行う場合に、自宅に手すりをつける、段差をなくす、お風呂場のリフォームを行う必要ができた時には申請をすると費用の一部が補助されるシステムもありますので利用すると便利です。

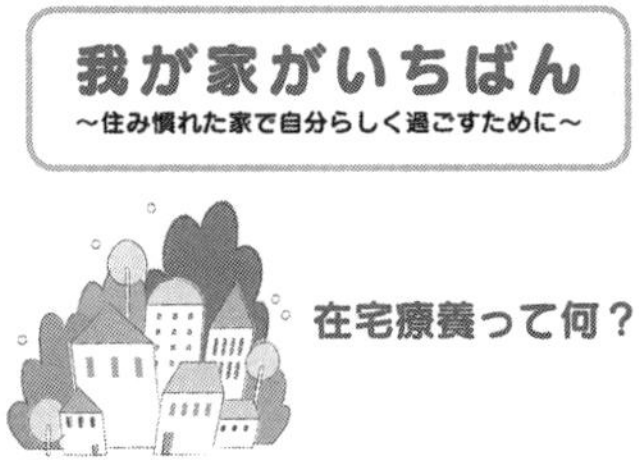
我が家がいちばん
～住み慣れた家で自分らしく過ごすために～
在宅療養って何？

当事者・家族との意識の共有のために

先ほど紹介したような調査をしながら、同じ二〇一四年に島田市では在宅医療推進協議会というものを立ち上げました。構成員は、市の職員、市民病院の担当スタッフや医師、市医師会、歯科医師会、薬剤師会、訪問看護ステーション、介護支援専門員、地域包括支援センター、地域医療を支援する市民の会、自治会などです。医療や介護にかかわる様々な職種が連携して、患者本位で在宅医療にとりくめるような体制の整備と推進を目的にしています。いろいろな事業をこの協議会が主体となって行っていますが、なかでも大事だと思うのは在宅医療に関する啓発活動です。

第一弾として、「我が家がいちばん」というパンフレットをつくりました。在宅医療のイメージを持ってもらうための冊子です。「住み慣れた家で家族に囲まれてすごしたい」「病気の後遺症や難病のため、日常生活に支障がある」「病院に定期的に通院するのが難しい」など患者さんの思いや事情をとりあげ、在宅療養のために、病院はもちろん、かかりつけ医、訪問看護ステーション、歯科医、薬局、リハビリ、入浴サービス、配食サービス、ヘルパーなどが、自宅を訪ねて診察・治療・看護・介護をするしくみがあるんだよということを伝えています（資料2―7）。

また、「階段を踏み外し大腿骨骨折で入院治療した母が、帰宅したものの、せん妄（意識の混濁により突然ソワソワしたり興奮したり話が通じなくなること）が出ており、子ども夫婦は共働きで介護ができない」というエピソード1、「がんで手術を受け抗がん治療を外来で受けているけれどとても疲れます。家ですごすのは家族の負担になるのでは」というエピソード2、「おじいちゃんが寝たきりで痰《たん》の吸引も必要だけど

資料2－7　『我が家がいちばん』に掲載した在宅医療のイメージ

あなたとご家族のために何ができるか？

あなたを中心に医師、看護師、歯科医師、薬剤師、医療コーディネーター、医療相談員、ケアマネジャー、高齢者あんしんセンター、ヘルパー、リハビリ、福祉用具販売貸与、介護タクシー、配食サービス、訪問理美容サービス等医療・介護スタッフがチームを組んでサポートします。

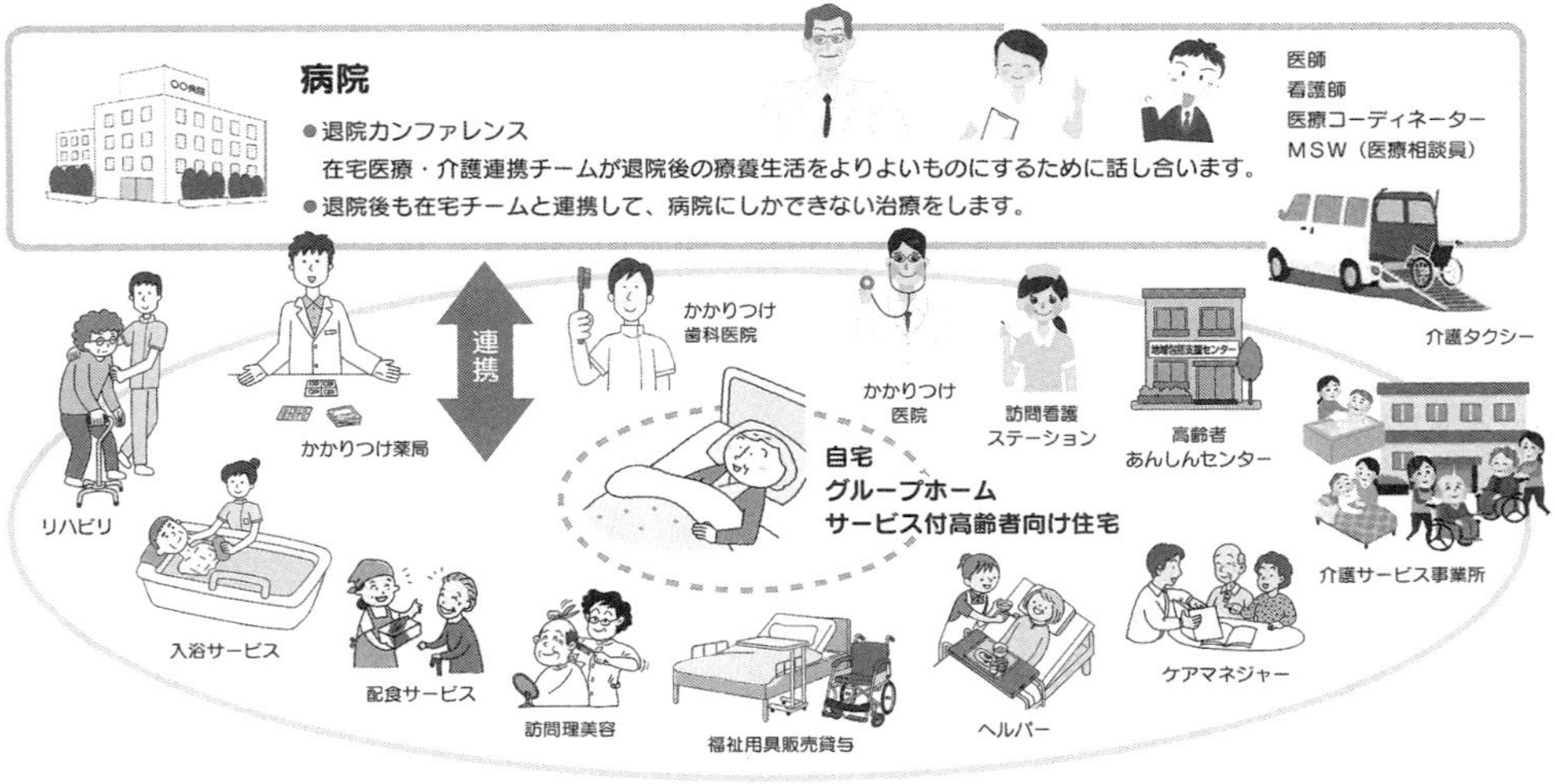

家族はみな仕事があって介護ができない」というエピソード3という具体例を挙げて、それぞれどのように解決したのかを紹介しています。エピソード1では、住宅の改修、入浴などの通所介護（デイサービス）、ヘルパーさんによる昼食介助などの組み合わせで乗り切り、家で過ごすことでせん妄が改善しています。エピソード2では、定期的な訪問診療と訪問看護を利用することにし、痛みに対する緩和医療も受けられることを紹介。エピソード3では、訪問看護、訪問介護、訪問薬剤指導管理、訪問歯科診療、そして往診などで最後まで自宅で過ごせたということを紹介しています。

そして介護する側が「自分の生活」をしっかりとするなど介護生活のコツなども説明し、最後に、もしものとき、医療にどんなことを要望するのかを「リビング・ウイル」[★5]（living will）としてあらかじめカードに記入し残しておけるということを紹介・告知しています。リビング・ウイルについてはあとでふれますが、これは要するに、最期の時を迎えるまで、どうやって過ごしていけるのか、過ごしていくのかを、当事者や家族と、医療・介護関係者が共有して、互いに力を合わせるというとりくみを総括するものです。単に延命治療をするかしないかだけの意思表示ではありません。このパンフレットを読んで理解していただけたら、近くの「高齢者あんしんセンター」（島田市では地域包括支援センターのことをこう呼んでいます）に相談して、家族でどうするか考え話し合う、ご本人にはリビング・ウイルのカードを書いてもらって、きちんとした在宅医療を始めることができるようにする――このパンフレットはそんなことを願ってつくられました。

私は、自宅にいて介護で困っている人に、これを読んで、「一人じゃないんだよ」ということをちょっとでも感じてもらえたらと思っています。一緒に考える人、ケアする人が誰かはいるよということ、自分が困ったとき、倒れたときに、誰も周りにいない人でも、この街にはそれなりに生きていく術があるんだよということを、少しでも知らせておきたいと思っています。

とくに、一人暮らしのお年寄りやお二人だけで老老介護されている方などは、孤立していて、こうした情報を知らない方が少なくないわけですし、意思表示も制限され限定されています。孤独死された方などの中には、二人だけで暮らし、片方が片方の介護をしているけれど、介護保険も受けられないまま亡くなったという方も少なくないのです。

特に長く入院していた人は、入院時にはケアされるので介護保険のことをあまり考えなくて済むのですが、退院し帰宅してきたときには、急にケアがなくなってしまう。それで、「どうしよう、どうしよう」と慌てるといったケースがしばしばありますが、そういう方に会ったとき「なんで介護保険申請してないの？」と聞くと、「なんでしなきゃならないの？　私にできるわけないじゃないですか」などと逆に質問されることが時々あります。ですから、在宅医療で使えるサービスについて、まず多くの人に知ってほしいと思っています。

2　本人がリビング・ウイルを明らかにする意味

先ほどふれた、島田市がつくっているリビング・ウイルのカードには、「私らしく生ききる『もしものとき』の医療・ケアについての生前の意思表明」と刷り込まれています。最期が近づいたとき、「痛みや苦痛」をできるだけおさえてほしいのか、自然のままでいたいのか、胸骨圧迫などの心肺蘇生をしてほしいのか、してほしくないのか、人工呼吸器をつけてほしいのか、ほしくないのか、人工透析を希望するのか、希望しないのか、経管栄養をしてほしいのか、ほしくないのか、点滴治療をしてほしいのか、ほしくないのか。そうしたことについて本人が記入（あるいは書けない場合は代筆）するカードです。

一度書いても後で修正することができますし、もちろん法的な意味のあるものではありません。

本人と家族が在宅医療について考える機会

ここまで述べてきたことからもわかっていただけると思いますが、これは、お年寄りが自分自身の残りの人生をどう過ごすのかという問題を、家族と一緒に考えて、自分なりにイメージを持ったとき、それと一体のものとして「最後はこうしたい」ということの意志を表明するためのカードです。あるいは、このカードをどう書こうかという話題を出発点に、本人と家族が在宅医療について考える機会をつくるものともいえるでしょう。

多くの人は、家庭にいるお年寄りが病気になったり骨折したりした場合、選択肢が限られていると思い込んでいるんです。病院に行かなきゃいけない、病院に診てもらわなきゃしょうがない――普通そう思っているし、それも間違いではないのですが、それで治る場合はそれでいいとして、治らない場合はどうするのか。あるいは急性期の治療はしたとして、そのあとのリハビリ、療養はどうするのか。そしてその先に最

「わたし」らしく生ききる

誰にもいつか来る最期のとき。 どんな治療やケアを望みますか。
主役は「わたし」や「わたし」を大切に思う人たち。

散歩ができなくなった。買い物に行けなくなった。庭いじりができなくなった。
でも‥‥
新聞を読んだり、庭を眺めたり、いろんな人と話したり。
今の「わたし」ができることを楽しみ続けたい。
「わたし」がありがとうと笑顔で最期を迎えることが、
「わたし」の大切な人たちも幸せになれると信じて‥‥。

「もしものとき」の医療・ケアについての生前の意思表明

★リビング・ウイル★

携帯カード

携帯カードは必要事項を記入し、常に持っていましょう。

「もしものとき」のために
運転免許証
かかりつけ手帳
おくすり手帳
財布
などに入れておいてはいかがでしょう。

※切り離してお持ちください

「もしものとき」の医療・ケアについての
生前の意思表明 ★ 携帯カード ★

見本

該当する項目をチェック☑してください。
1 延命治療
□ 希望する □ 希望しない
2 リビング・ウイル
□ 作成済 □ 作成していない
記入日 平成 年 月 日
本人署名

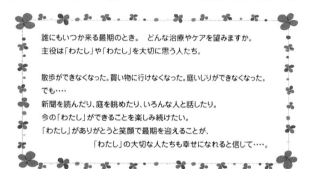

「もしものとき」の医療に対する希望

「もしものとき」とは、不慮の事故や病気の悪化、あるいは老衰などにより「できる限りの治療をしても、回復する見込みがなく、生命維持処置を行わなければ、比較的短期間で死に至るであろう、不治で回復不能の状態」です。そのとき、あなたはどんな医療を受けたいのか、受けたくないのか。医療に対する希望を書いてください。あなたの意思を尊重します。

あなたが書けない場合は、代筆してもらってください。

あなた自身で判断できなくなったとき、主に大切なご家族や主治医の参考になると思われます。

この希望は、いつでも修正できます。この希望に法的な意味はありません。


このページ（リビングウイル）を大切に保管しておきましょう。

1　基本的な希望　（希望の項目をチェック ☑ してください。）

(1)　痛みや苦痛について
　□　できるだけおさえてほしい　（ □　必要なら鎮静剤を使ってもよい。）
　□　自然のままでいたい

(2)　最期を迎えたい場所は　□ 病院　□ 自宅　□ 施設　□ 病状に応じて

2　「もしものとき」の希望　（希望の項目をチェック ☑ してください。）

(1)　胸骨圧迫などの心肺蘇生　□ してほしい　□ してほしくない
(2)　人工呼吸器の装着　□ つけてほしい　□ つけてほしくない
(3)　人工透析の開始　□ 希望する　□ 希望しない
(4)　経管栄養（胃ろう、鼻チューブ）　□ してほしい　□ してほしくない
(5)　点滴治療　□ してほしい　□ してほしくない

3　その他の希望についてご自由にお書きください。

［　　　　　　　　　　　　　　　　　　　　］

4　ご自分で希望する医療が判断できなくなったとき、主治医が相談すべき人はどなたですか。（該当者がいない場合は、お書きいただかなくても構いません。）

お名前	ご関係	連絡先　☎

出典・参考　国立長寿医療研究センター

ご本人署名＿＿＿＿＿＿＿＿＿＿　生年月日　　年　　月　　日

代筆者署名＿＿＿＿＿＿＿＿＿＿

ご住所＿＿＿＿＿＿＿＿＿＿　記載年月日　　年　　月　　日

期はどうなるのか、どうするのか。こういうことは、必ずしも十分考えられているとはいえないし、十分な情報も持っていない人の方が多いのではないでしょうか。

私はそこで、情報を集め考えるのが、リビング・ウイルの活動だと思います。「選択肢はいろいろありますよ」「自宅でも療養できるんですよ」「場合によっては施設のサービスも使えます」「具合が悪くなったらまた入院治療もできるんです」などということを知らせ、その選択肢を自分で選べるんだということを知らせる。それだけでだいぶ、本人も家族も目先が変わるし見通しも明るくなるのではないでしょうか。

そのためにもリビング・ウイルの理念を十分に理解するためには、医療の知識を持っている医師、看護師などのスタッフから、事前に十分な説明を受ける必要がありまず。当然のことですが、このような説明をするスタッフの理想論ではなく、患者さんや利用者さんの考えや常識でものを考えるべきであります。また十分に理解できる言葉で説明をしないとお年寄りが本音で自分の最期を共に考え決定することは不可能なことだと思います。

「心の扉を開くことは傾聴から始まる」という言葉があるように、医療や介護の現場でも問診、いわゆる傾聴がもっとも大切です。患者や利用者が自分の置かれている状況をお話しするとそれだけで診断のほとんどがつくされることがあります。医療人としてはこの心構えが大事だと思います。

　リビング・ウイル・カードは、市役所や地域包括支援センターなどで、個人に、あるいは講演や講習を受けた集団を対象に配布しています。市の広報誌やホームページ、地域のＦＭラジオ、ポスターやチラシで広報していますが、誰かが一軒一軒配って歩くというようなことはしていません。それは何より、提出してもらう以上に、よく考えて相談してもらうことが大事だからです。

　民生委員や市の職員が配って歩いて書いてもらうというような、ある種、「上から」やらせるようなことではなく、あるいは意味もわからずに書くということではなく、介護保険の説明会、リビング・ウイル啓発の講演や映画などの催しで聴衆に配布したり、自分でリビング・ウイルのことを知った人が市役所や地域包括支援センターにカードを取りに行ってもらってきたりします。あとから自分で考えたり、家族と話し合って相談してこれは書いて残しておいた方がいいと思ったら記入します。そんなことを地道に促して、二年ほどの期間のうちに、島田市で印刷された五〇〇〇枚のうち四七〇〇枚が何らかの形で配布されました。ですからその行動にはなかなか重いものがあると思っています。

　これは私たち医療や介護を提供する側にとっても、ある意味でありがたいことなんです。そうやって最後の時期のあり方を、早い時期から、患者さん、利用者さんが自分たちで考えていることを、あらかじめ知っておけるわけですから、そのステップをサポートする準備を余裕をもって行うことができます。何もその時を待ち望むわけではないけれど、「もしものとき」というのは必ず訪れるわけですから、その時に、より良い介護、本人の願う医療というものを提供できることにつながります。

尊厳死の考え方

日本ではまだあまり定着していない言葉ですが、このとりくみは「尊厳死」というものを重視するものだといえます。尊厳死は、手の施しようのない、回復見込みのない患者さんが、自分の意志で、延命治療を選択せずに、最期を迎えることです。言い換えれば、患者さんが、住み慣れた環境で、ご家族に見守られながら、安心した安らかな気持ちで永眠することを、このように呼んでいるのです。

医療の発展によって、生命体として生きている状態を持続させることが可能になるケースがいろいろと出てきました。しかしそれを、必ずしも人間らしい状態で生きているとは、ご本人が考えない場合も出てきています。本人の意志によって、人間としての尊厳を保ったまま亡くなるという意味で、この尊厳死という考え方が出てきたと思います。
あたりまえのことですが、この大前提にあるのは、本人がどうしたいか、ということですし、それをご家族との間で共有しているということです。リビング・ウイルのカードを書くということは、それにつながる意味を持っていると思います。

呼吸器学会では、今年の総会で、高齢者で頻繁に繰り返す誤嚥性《ごえんせい》肺炎の患者において積極的な人工呼吸器の使用や他の処置を行わない検討を発表しています。もちろん、基本的には本人やご家族の希望に基づくことを前提にしています。本人とご家族が判断できない場合は、複数の医師からなるチームが最終方針を決定することになっています。老年学会ではすでにその趣旨を二〇一二年に発表しています。

ついでにふれておきますと、ご家庭で、おじいちゃん、おばあちゃんが亡くなった後にお墓をどうするのかという話題になることが

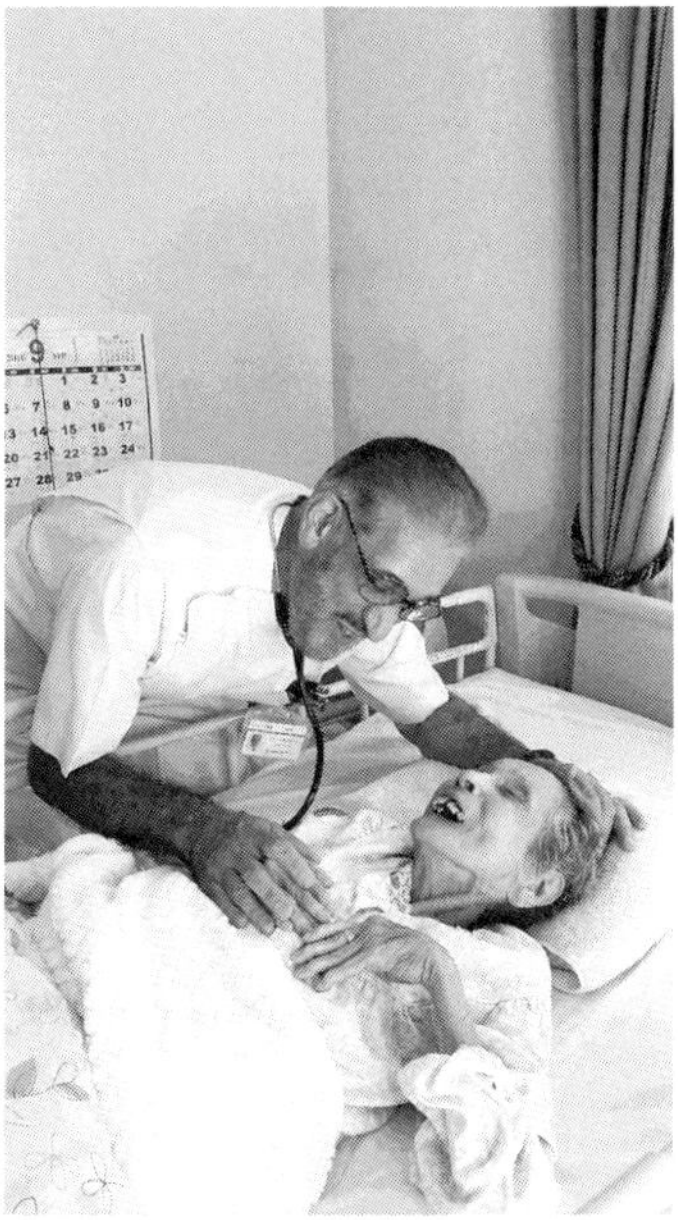

100歳の患者さんを往診する著者

あります。現在、四〇代から五〇代より下の世代の人々の多くが、実家から離れて暮らす核家族であることから、その人たちは実家の近くにあるお墓に入るのかどうか、というようなことを、おじいちゃん、おばあちゃんたちが気にしている、という話です。

私から見ると、おじいちゃん、おばあちゃんたちがそのことを話題にするのは、もちろん先祖代々のお墓をどうするのかということが気になっているという面もあると思いますが、同時に、あるいはそれ以上に、自分たちがお墓に入る前、つまり生きている間、最後の時間にある自分たちの過ごし方について、下の世代に考えてほしいという気持ちがある場合も少なくない気がします。お墓を誰が守るのかということの前に、私たちが墓に入るまで誰が見守ってくれるの、自分たちは家で暮らせるのかどうなのか、どうしたらいいのか、ということを、本当は問いかけたいということです。ただ、家族に気兼ねしてそれを言い出せず、代わりにお墓の話をしているという場合があると思いますから、下の世代の方には、お墓と同時に、在宅医療やリビング・ウイルについて考えてあげてほしいところです。

在宅医療を最後まで続けられない方も、もちろんおられます。病状が悪化すると入院をし、高度医療を希望する方もいます。当然そのような要望には対処の必要があります。高度な治療は別としても、適切な治療や対応ができる病院と事前の連携も必要なことです。在宅医療においては、医師や訪問看護師が患者ご家族と十分なコミュニケーションを取りながら、これから迎える病状の悪化の可能性や状況を説明し、その時に受けたい治療や対処法を話し合って、十分に理解し合うことが大切です。

最近は、在宅医療に特化して診療所が開設され、また多方面の連携を模索して日常の診療を行う医療機関が増えています。一般の診療所同士で連携をして、計画的に対応しているところも少なくありません。

在宅医療では疾病が完治できない場合もあります。そういう場合には、例えば、癌《がん》患者の場合は痛みを和らげる薬剤投与、肉体的あるいは精神的な負担を軽減すること、いわゆる緩和ケアを専門にしている医師、認知症に対する対応が得意な医師などがおります。患者やご家族の要望に沿ってこのような専門家に相談し、対応することも大切なことです。

このような対応や緩和ケアを行った上で、患者や家族がどんな最期を迎えたいか論じていくことが、より安心して在宅での永眠を選択できることになると思います。

例えば実際に、五〇歳代の男性の方ですが、全身の筋肉が硬直して、自分で上手に息もできない状態になっていて、気管に穴を開けてそこから機械で息をさせていた患者さんがいます。幸いに、最近は人工呼吸器を外すことができ、自分で息はできるようになりましたが、喀痰《かくたん》は上手に出せないので気管切開のところからチューブで吸引をたびたびしなければなりません。しかし病態が安定していないために、時々肺炎を繰り返すこともあって、その時には市民病院に入院をして抗生剤の点滴や処置を行い、体調が整ってから帰宅して在宅医療を続けています。必要に応じたこのような「病診連携」は在宅医療には欠かすことのできない対策であります。

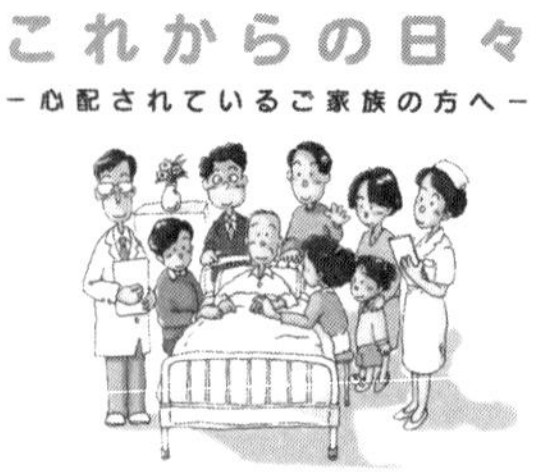
これからの日々
―心配されているご家族の方へ―

家庭での看取りのための啓発

リビング・ウイルで延命治療を望まない方は、自宅で家族に看取られていく場合が多いです。そのときのためには、当然ながら家族の理解と協力が大切です。島田市在宅医療推進協議会では、ご家族向けに「これからの日々」というパンフレットも作りました。これには、自宅で死を迎えるまでの身体的な変化の説明をし、その変化を家族がどう受け止めるのが望ましいかについて解説したものです。

「これからどうなるのでしょうか」というページでは、週ごとの変化として、だんだん睡眠時間が長くなったり、声をかけても目を覚ますことが少なくなること、一日ごと・時間ごとの変化としてのどもとでゴロゴロいう音がし始めること（唾液をうまく呑み込めなくなるため）、呼吸リズムが不規則になったり息をするときに肩やあごが動くようになること、手足の先が冷え、青ざめて脈が弱くなることなどを紹介し、それぞれどう理解すればいいのかを記しています。また、食べたり飲んだりが難しくなった時に家族がどんなことができるか、本人がつじつまの合わないことを言ったりするときにどうしたらいいかといったことなどもアドバイスしています。

3　在宅医療の実際――島田市の場合

さまざまな職種の連携が大事

高齢者の方や家族の方が受けている在宅医療は、実際にはどのようなものでしょうか。私がとりくんいる島田市の例を、第1章では個別例として紹介しましたが、ここでは今度は私の診療所（レシャード医院）の経験と島田市全体の状況も含めて、もう少し大づかみに述べてみましょう。

まずレシャード医院のとりくんできた在宅医療の事例ですが、二〇〇六年から二〇一三年までの八年間をとってみると、在宅医療を行ったのは二八七例で、そこへの訪問診療は二六二一回（年間平均三二八回）でした。男性一二七例、女性一六〇例、患者さんの年齢は二八歳から一〇二歳、平均八一歳です。在宅医療の平均診療期間をみると、一五・九カ月間つまり約一年半ということになります。

島田市には地域の急性期医療と高度専門医療を担っている市民病院があります。病棟は五三六床あり、常勤医の数が九〇人、常勤の看護師が四百数十人います。お年寄りが病気になった場合、ここに入院して治療を受けることが多いです。そして、たとえば手術をしてあとはリハビリを受けた後、継続的な療養が必要ということになれば、介護療養型施設に移ったり、在宅に戻ったりするわけです。

在宅医療をする場合は、レシャード医院を例にあげれば、当院から医師が定期的に訪問診療を行って治療や投薬を行いますし、訪問看護ステーションからは看護師、理学療法士や作業療法士などのリハビリ専門職が訪問して看護、リハビリをします。また食事や掃除、入浴や散髪などの生活支援については、訪問介護の事業所がヘルパーさんを送ったり、介護施設に来てもらうなどの形でサポートします。

在宅治療中に容態が悪くなった場合は、市民病院にそのことを伝えて、必要に応じて入院治療をしてもらいます。上記の八年間についていえば、レシャード医院から市民病院に紹介された一般患者は計一〇五一例でした。逆に市民病院から、在宅に移行するので担当してほしいという紹介は一一四〇例ありました。

市民病院との関係だけでなく、別の診療所に当院から紹介する場合もあります。患者さんの病状、体調に合った診療所、あるいは場所の面でより便利な診療所を紹介するわけです。レシャード医院から他の診療所に紹介した例は三八六例、別の診療所からレシャード医院を紹介された例は三四五例で、年々増加傾向にあります。

このように、在宅の患者さんがいる場合には、診療所、訪問看護ステーション、介護施設・訪問介護、そして大きな病院（この場合、島田市民病院）が連携・連絡しながら、医療と介護にとりくむわけです。この連携ということが非常に大事です。あとで述べますが、医師が足りない、看護師が少ない、介護の仕事をする人もなかなか定着しないなど、人材面で課題を抱えている中だけに、さまざまな立場・職種の人々がいかにスムーズに協力できるかということが、現状での在宅医療の推進にとっては決定的なカギを握っています。

どんなことをしているか

さて、もう少し具体的にみてみましょう。私の診療所で二〇一三年に担当した在宅医療の患者さんは四二人でした。この患者さんたちが利用した医療や介護はどういうものだったでしょうか。

訪問介護サービスは六八・六パーセントの患者さんが利用していました。訪問介護の内容は、ホームヘルパーさんによる身体介護と生活援助で、前者は、食事介助、排泄介助、衣類の着脱介助、入浴介助など。後者は主に、掃除、洗濯、買い物などです。

居宅療養管理サービスは六五・九パーセントの患者さんが利用しました。これは、医師、歯科医師、薬剤師、歯科衛生士など医療従事者が、利用者の自宅を訪問し、療養上の管理や指導を行うものです。原因疾病による後遺症により症状が不安定な人や高血圧、糖尿病など慢性の疾患がある人、脳卒中や骨折後などリハビリが必要な人などが利用します。

訪問看護は三五・九パーセントの患者さんが受けていました。看護師が医師の指示により、療養上の世話や医療処置を行うもので、病状観察、脈拍や血圧測定、食事の援助、排泄の援助、注射・点滴の管理や服薬管理、喀痰吸引、検査補助などが内容です。

このような処置のうち、喀痰の吸引、胃瘻《いろう》（胃に穴を開けてそのチューブから栄養を与える）のチューブから流動物の食事内容を注ぐことや、尿の管や袋に溜まっている尿を処分することは、普段ご家族の方が行いますので、訪問看護師に事前に充分に説明と指導を受ける必要があります。しかし、訪問看護の人数が足りないので、このような説明・指導を行うことが看護師の負担になっていることも事実です。

さらに以上と重なる場合もありますが、訪問リハビリや訪問入浴は、それぞれともに八・六パーセントの患者さんが利用しました。訪問看護サービスや訪問リハビリテーションの利用率が少ないのは、私が担当することが多い地域に、訪問看護ステーションなどが三カ所しかないのが理由ではないかと思います。

在宅医療を受けながら、施設サービスを利用する場合もあります。ショートステイ（家族が介護できない時があった場合の施設への短期間の入所）は二五・一パーセント、通所リハビリは二四・〇パーセントの患者さんが利用していました。

一方、同時期に在宅において行われた医療処置の内容は次の通りです。在宅酸素投与と管理三六例、導尿処置管理は三四例、胃瘻管理は二八例、褥瘡《じょくそう》などの処置は二四例、気管切開の管理は一七例でした。癌末期患者の緩和処置やターミナルケアは八人の方に行って、それぞれの症例が自宅で最期を迎えられました。

その効果は小さくない

以上のうち何らかのサービスを受けた患者さんは二八名で、平均年齢は八三・四歳です。介護度別にみると、Ⅰ度五人、Ⅱ度七人、Ⅲ度三人、Ⅳ度六人、Ⅴ度は七人。重症度によって利用状況に大きな差がつくということはありませんでした。

これらのサービスを利用したことによって、日常生活活動において改善がみられた症例、例えば食事を自分で摂れるようになった症例や、認知症が多少改善した症例は八例（利用者の二八・六パーセント）で、機能が維持できて生活の質の低下がみられなかった症例は六例（同二一・四パーセント）でした。この両方のケースを在宅医療と介護のサービス利用が有効だった場合と見ることができると思いますが、するとその有効率は五〇パーセントだったといえます。

一方で、介護度などでは変化は見られなかったが日常生活では自然経過としての衰えがみられた患者さんは六例（二一・四パーセント）で、悪化したのは四例（一四・三パーセント）、死亡例が同じく四例（同前）でした。介護度別にみると、改善度と介

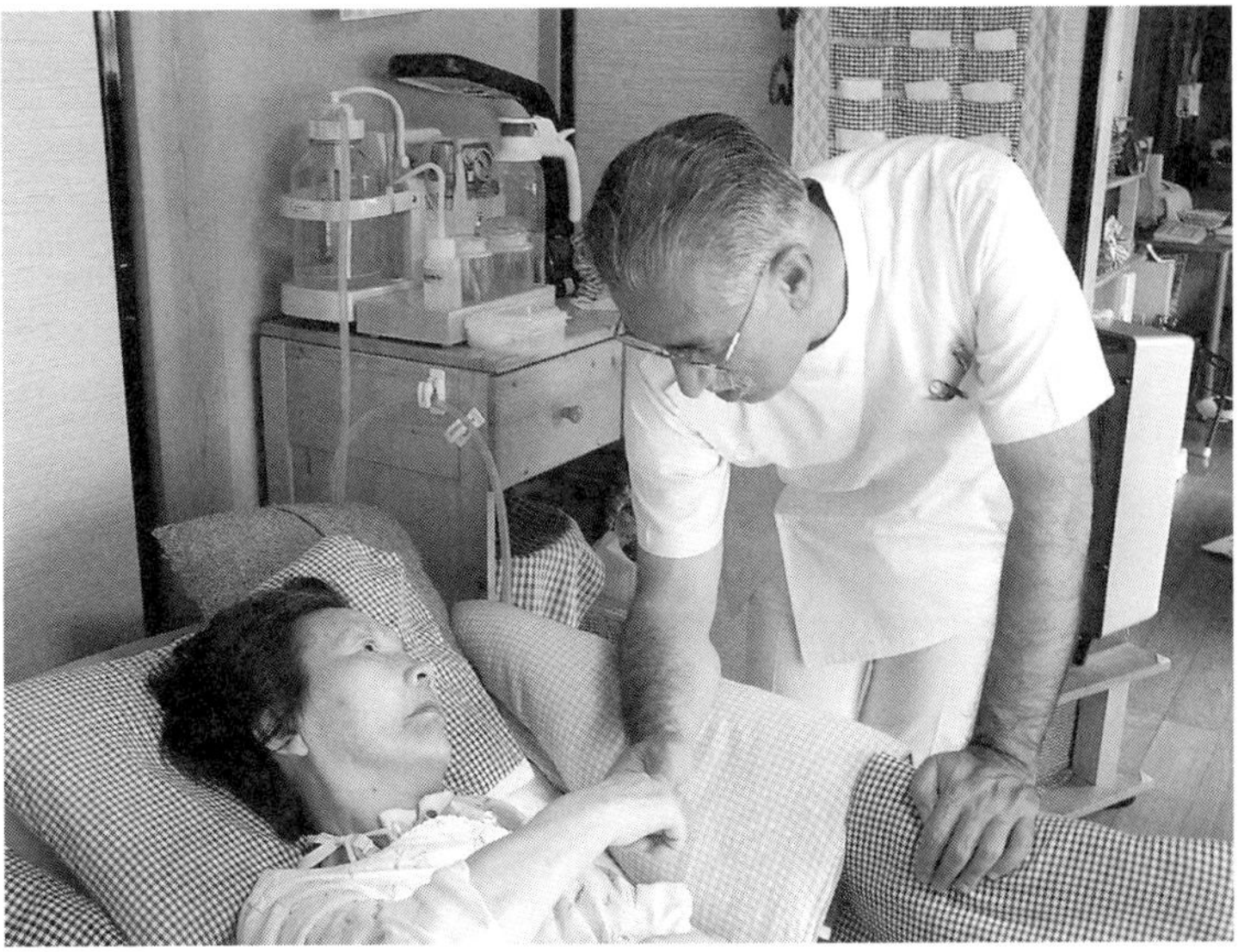

在宅診療中の方に往診し励ます著者

護度の間には有意差は見られませんでした。つまり、様々な介護度の方がこうしたサービスを利用され、その結果として、重症か軽度かにかかわらず、五〇パーセントの方に医療・介護サービスの効果が認められたということです。これは小さくない数字だと思っています。

この年、私の診療所が担当した在宅医療の患者さんで亡くなった方は九人でしたが、そのうち八人の方がご自宅で看取られて亡くなりました。私の診療所が担当する在宅療養中の患者さんは在宅死亡率は二〇一三（平

資料2-8　亡くなった場所（2015年、％）

	在宅死	病院死	施設死	その他
全国	12.7	76.6	8.6	2.1
静岡県	13.3	72.1	12.9	1.8
島田市	19.2	62.1	18.0	0.7

成二五）年までの八年間の平均は六一・四パーセントで、介護施設などでの死亡は七・一パーセントです。施設で亡くなったケースはいずれも私が理事長をしている施設ですが、ご自宅と同じとまではいかないにしても、長年、施設に愛着を持ち、なじんでくださった方ばかりです。その意味では在宅死と施設死は同じと考えればその合計が六八・五パーセント、つまりおよそ三分の二の患者さんが住み慣れた場所で最期を迎えることができているというのは最近の大きな変化だと思っています。これは本人の希望やご家族の思いが、周囲の多くの方々の努力によって実ったことを意味し、皆さんの満足が得られる結果になったように思います。

たとえば人が亡くなる場所の統計（二〇一五年）を見ますと（資料2―8）、全国的には病院で亡くなるケースが七六・六パーセント、静岡県でも七二・一パーセントと圧倒的に多いのです。島田市のそれは六二・一パーセントで全国平均より一四・五ポイント下回っていて、その分、在宅死と施設死が多くなっています。島田市も二〇〇六年には病院で亡くなる方が七〇・九パーセントでしたが★6、それを八・八ポイント減らして、自宅や施設での看取りが増えてきたのです。

在宅での療養が難しいケース

在宅医療、自宅での看取りが望ましいにしても、たとえば共働きの家庭であれば、おじいちゃん・おばあちゃんを介助する人が昼間にはいない場合が多いので、在宅でみるのは無理だということに当然なります。昔と違って島田市のような街でも共働き家庭は多いですし、そうでなくても小さなお子さんがいたりすれば、子どもの世話をしながらさらに高齢者の介護もするというのは、家族の負担が大きすぎる場合も多いでしょう。

すでに第1章でも例を挙げましたが、高齢者自身の事情や、ご家族の関係も様々ですし、そういうもとで、ともかく自宅で療養すべきだとは当然ながらいえません。高齢者自身の体調、それぞれの家庭の事情を、ご家族が医療・介護関係者とよく相談しながら、在宅で療養するのか、それとも施設での介護・療養を選択するのかを決めていくのは当然です。ともかくまず家庭で介護するのが当然だというような議論がありますが、それは高齢者の医療現場・介護現場というものを知らない人の言うことです。

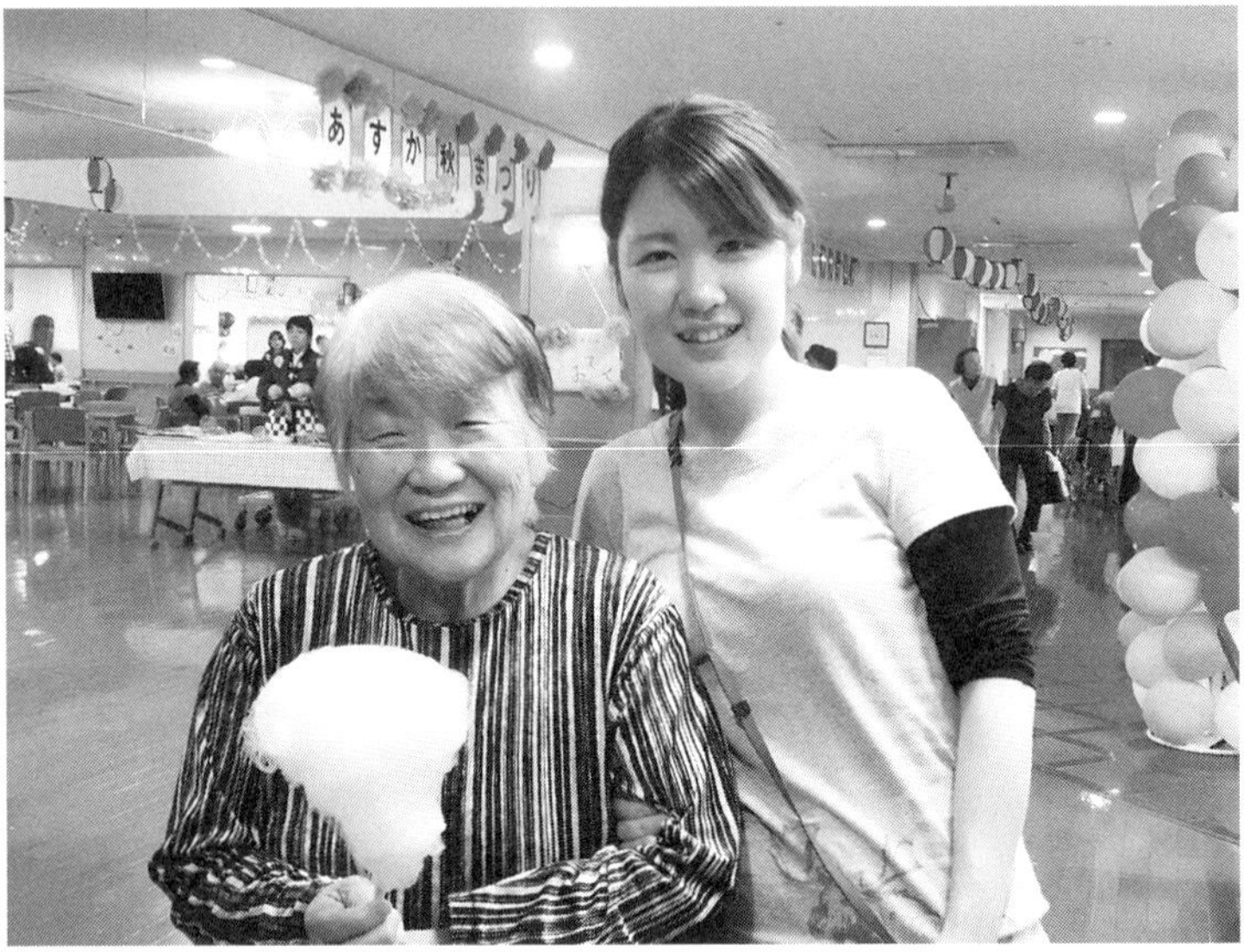

施設の「秋まつり」でわた菓子を楽しむ利用者と職員（あすか）

これも第1章でふれたように、そもそも、町医者にすぎない私が、介護老人保健施設（「アポロン」など）や特別養護老人ホーム（「あすか」）をつくったのは、無医村に往診しながら、往診先のお年寄りのいろんな事情も見聞きし、「とてもじゃないけど、往診だけではケアできない」状況に直面したからにほかなりません。一人暮らしの老人、老老介護をせざるをえない家庭、ご家族はいるけれどいろんな事情で介護ができない事例……こういったケースが多かったのです。そういう場合でもお年寄りの人権、あるいは生きる権利

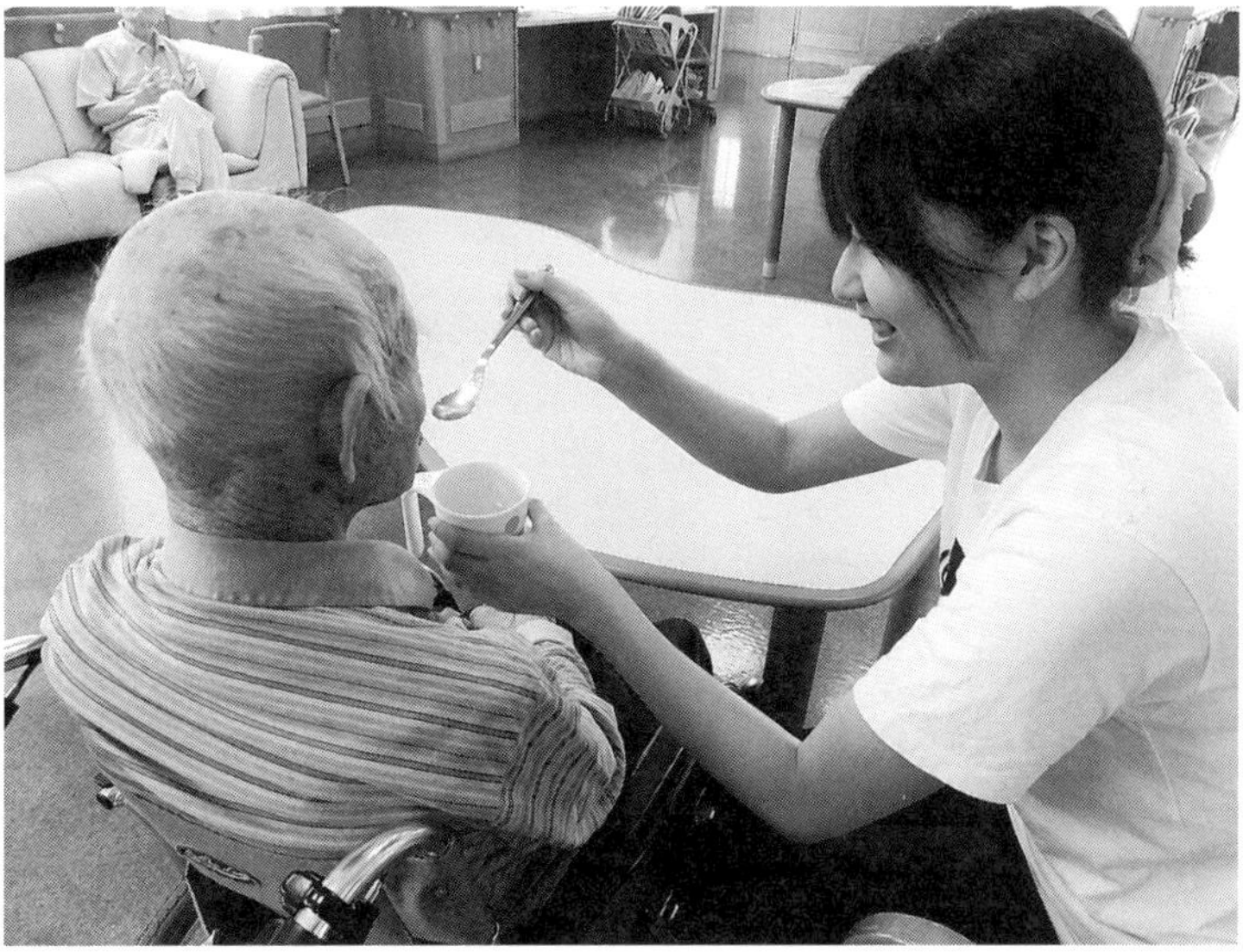

「あすか」で利用者の食事介助をする職員

を守るために医療従事者は働くべきだと私は思っていますし、そのためには単に医療行為だけでなく、ケアをするための仕組みもつくり出す必要がある——在宅医療の普及のための努力と同じような意味あいで、「アポロン」や「あすか」などをつくり、運営してきました。

ご家族に負担をかけたくないから、できることなら施設に入りたいと思っているお年寄りだって数多くいますから、こうしたとりくみはお年寄りからもそのご家族からも歓迎してもらえたという確かな実感があります。

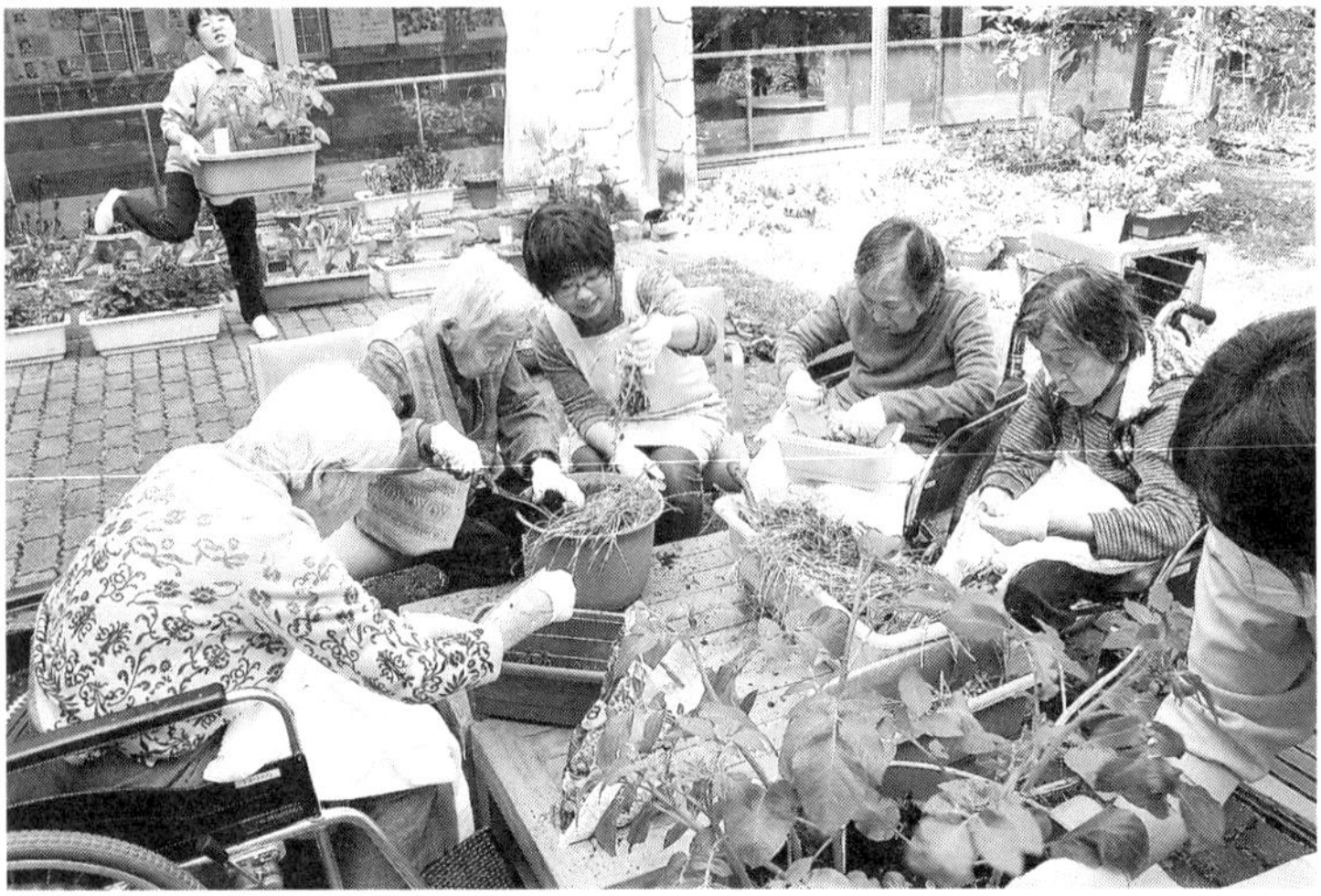

土いじりに親しむ「アポロン」の利用者の方々。地方のお年寄りは日頃から農業や土いじりに慣れ親しんでいて、土いじりに夢中になると良い刺激が得られリハビリにもつながる

本来こういうことは、社会全体が抱えている問題ですから、国や自治体などの公的なセクターがイニシアチヴを発揮し、予算もつけて行うべきだと私は思います。しかし、国や自治体においてそれができていなくても、医療や介護から孤立してしまった高齢者を、医療人として放っておくわけにはいきません。

それはともかくとして、介護施設などをつくるうえで私は、お年寄りが自宅で送っていた「あたりまえの生活」に、施設での生活もできるだけ近づける努力をすべきだと考えました。また、ご家族の方もひんぱんに来られるように立地を配慮しました。

施設での生活は、再び自宅に戻ることを目的に、食事、リハビリテーション、ユニット（プライバシーを尊重しつつ入所者数人でつくる生活上のグループ）単位の行動、文化活動やレクリエーションなどを組み合わせて、なるべく家庭的な雰囲気にできるよう工夫しています。生活を楽しみながら、身体機能の回復や改善を目指せるようにと考えています。

施設入所の場合のご家族の関わり

ご家族の方の積極的な関わりも重視しています。「アポロン」をつくったとき、入所の条件というほど強いものではないのですが、軽い条件として、「最低、週一回くらいは家族が来ること」をお願いすることにしました。ご家族が来て、世間話をするというだけでも、お年寄りの方の心身にはいい影響が表れるものです。施設に入ったからといって、そこに預けっぱなし・任せっぱなしでは、よくないのです。

入所者の方の洗濯物についても、施設では原則として洗濯しないということにしました。ご家族の方に持って帰っていただいて、洗ってもらうということにしたのです。これを「非近代的だ」――洗濯物はクリーニング屋さんに出して家族には料金を請求

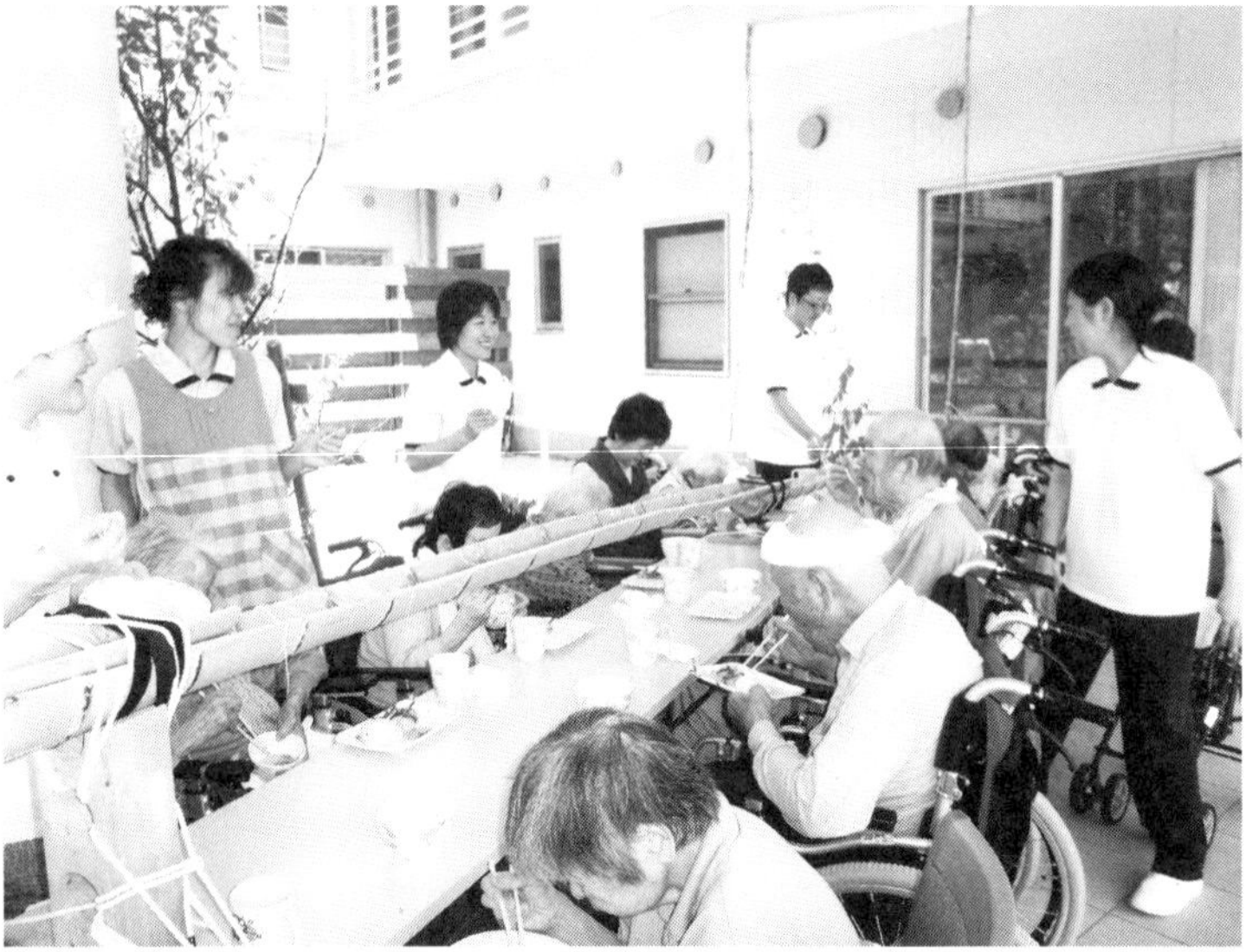

流しそうめんを楽しむ利用者と職員（「アポロン伊太」）

すればいいじゃないか――という人もいましたが、別になにも洗濯にかかる経費がもったいなくてそんな決まりにしたわけではありません。ご家族の方に、おじいちゃん・おばあちゃんの洗濯物から、その生活の様子を感じ取ってもらうことが大事なのです。たとえばちょっと変な匂いがしたら、もしかしたら違う病気があるかもしれない。それをご家族が気にして気づく。これはご家族だからこそできることかもしれません。あるいは、洗濯をしながら、それを乾かしたり畳んだりしながら、おじいちゃん・おばあちゃんの施設での

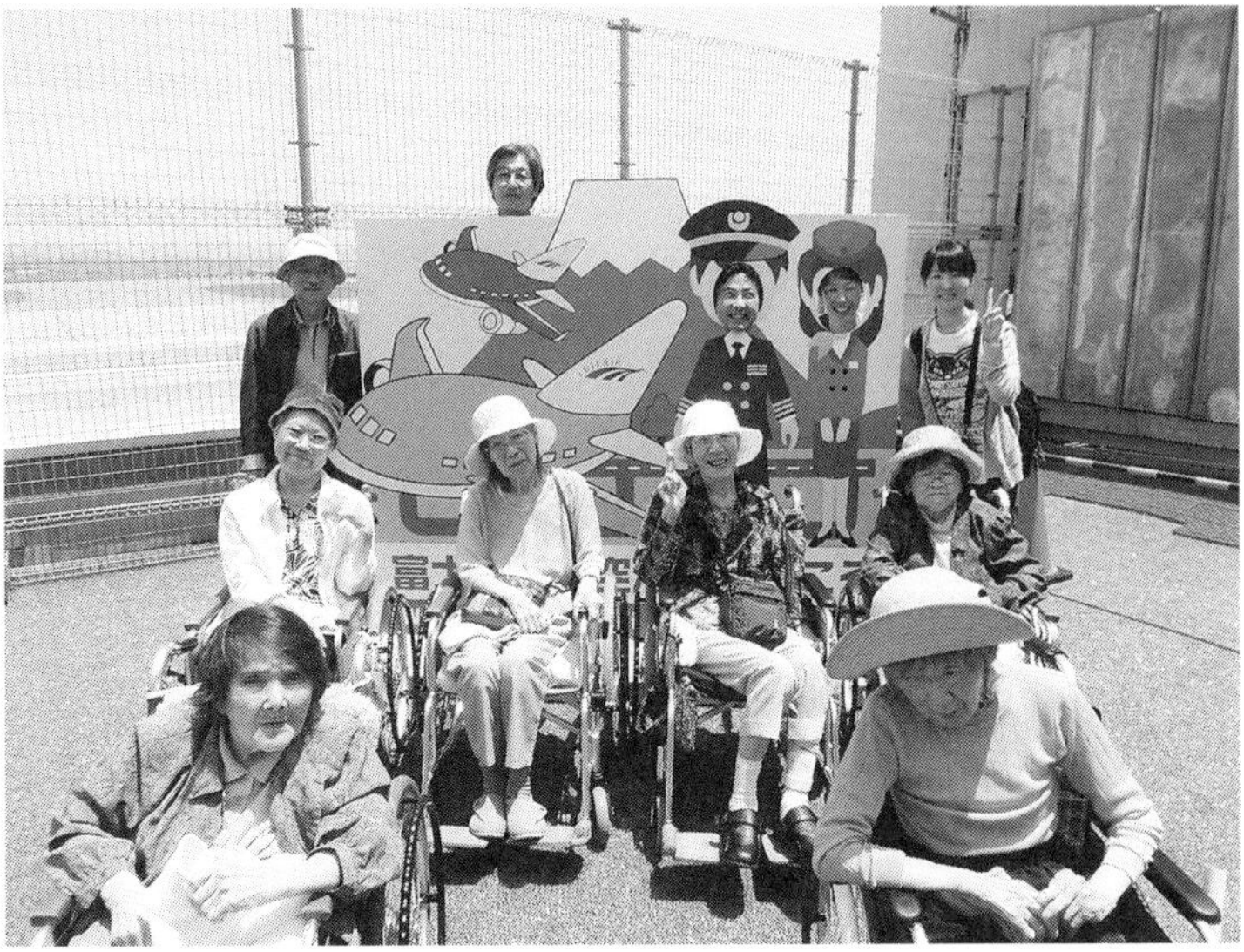

職員とともに静岡空港までおでかけした「あすか」利用者のみなさん

生活をいろいろと想像する。これもご家族の方の関心を高めるうえで大事なことです。しかし、一般にご家族の都合などで施設内の職員が洗濯をする場合の方が増えています。

一般的にいって、施設に入所したお年寄りと、若いご家族との「縁」が切れてしまうようなケースというのも残念ながらあるものですが、施設に入ったから必ず縁が切れるというものではありません。「縁」を意識的につくり出していくようにすれば、ご家族と連絡が取れなくなる、子どもたちが来なくなるということは防げる場合もあると思います。ご家族が、洗濯をする、お年寄りに好きな食べ物を家庭で作って持ってきてあげるといったことは、お年寄りにとってはうれしいことですし、孤独感を防止するうえでは大事なことです。孤独感を感じないようにすることは、お年寄りの心身にとって、かなり大事なことなのです。

第1章で述べたように、「アポロン」や「あすか」は、おかげさまで、地域社会にもなじみながら、利用者やそのご家族から好評を博しています。施設ではあるけれど、なるべく家庭的な日常を提供することが、利用者の方にとって、その尊厳や自由を大事にする医療・介護につながり、心身の状態の改善にも資するという考え方でやってきました。お金もないのにこうした施設をつくって、いろいろあっても二〇年近く継続してこられたことは、たいへんうれしいことで、私は自分の考えが間違っていなかったと思っています。

人は最後の時まで生きたいと思っている

最期まで自分らしく生きる、あるいは自分が望む死に方をするということは、普通、そこまで意識したり、ご家族と相談したりという機会もないかもしれません。ただ、これはデリケートな、あるいは別の言い方をすれば一人一人の気持ちを丁寧に尊重す

ご家族はもちろん、社会全体にも問われていると思います。このテーマを、そういう性格にふさわしく扱うことが、ご家族はもちろん、社会全体にも問われていると思います。

病気を抱えて苦しい、早く死にたいと言う人もいます。あるいは生きていると自分のことや他人のことで悩みも多い、つらいという人もいます。それこそ、人それぞれ・人生いろいろで一律には言えないのですが、ただ、私がいままで多くのお年寄りも若い人でも見てきた中で印象的だったのは、あるいは「死にたい」と言いながらも、死ぬ直前にはみんな「生きたい」と必ず言い出すということです。

人間というのは、つらかろうと、苦しかろうと、貧乏であろうと、苦労していようと、「生きたい」という気持ちを必ずもっているのです。だから生きる日を一日でも延ばしたい、一時間でも延ばしたいという思いが、どこかに必ずあります。

でも、一方では、延命治療で苦しい思いをしながら、あるいは必要以上にお金をかけて過剰に人の厄介になって生きながらえるということも、許されるならしたくないと思っているのも事実です。ですから本人の気持ちを尊重するには、本人の気持ちを周りが受け止めて、その実現のために可能なことをしようと考える、そういうプロセスを、本人がそれと実感できる形で通ることが大事になってきますし、社会はそれを保障できるような仕組みをつくって本人とご家族に寄り添うことが必要ではないでしょうか。

医療供給側の事情と大きな課題

島田市では、二〇〇九年までは施設内の死亡はきわめて少なく、亡くなるほとんどのケースは市民病院へ搬送されて、そこで最期を迎えるというものでした。その事情によって市民病院の医師の負担はピークに達し、勤務医が減少してしまうという深刻な問題を抱えていたのです。この街の終末期の医療のありようがこのままではまずいということを考えていた人々の頭の中には、そういった事情もありました。その後、すでに述べたように、いろいろな試みを行って結果もついてくるようになりました。現在では、市民病院はもちろん役割を果たしつつ、島田市の医師会会員の診療所、さらには介護事業者の努力もあって、この数年、徐々に在宅や施設での死亡が増加し、病院での死亡を減らすことができているのです。

しかしこのような努力は、裏を返せば、地域医師会の医師つまり開業医の負担が極端に増加し、若い医師の往診や在宅医療への意欲が低下するという面もはらんでいます。医師会の会員全体もまた高齢化しており、訪問診療や往診の負担は無視できるものではありません。また、先ほどふれたように、訪問看護や訪問リハビリテーションのスタッフ不足が在宅医療を担うチーム医療の推進を阻害しています。

全国的にみると人口一〇万人に対する平均医師数は二二六・五人ですが、静岡県のそれは一八六・五人、そして島田市のある志太榛原医療圏域では一四六・五人、島田市だけをとると開業医全体では人口一〇万人に対して一五一・二人で、島田市民病院の医師数も含まれます。島田市医師会の会員、いわゆる開業医は五三人しかいないのです。[★7]これは「絶対的医師不足」というべきレベルです。

このように大都市部以外の地方都市では医師数が極端に少ないのですが、これは島田市に限ったことではありません。日本全体を見ても、地域によっては医師不足が顕著で、訪問診療を行う余裕がない場合がたくさんあるのです。そして、島田市における診療所の医師の年齢層では六五歳以上は全体の四三・四パーセント、七〇歳以上は一七・〇パーセントを占めており、高齢の医師が高齢患者の医療を担わざるを得ない状況にあります。[★8]ただ、当然のことながらこうした年齢層の医師はもう数年で医療現場を退くことになりますので、今後、系統的に地域医療の担い手を育てていくことも急がなければならない課題があるのです。

念のためにいうと、私は診療所の医師、開業医の不足だけが問題だと言っているのではありません。在宅医療の経過においては、病態が増悪した時には入院などの管理や治療を必要とするケースも少なくありませんが、空きベッドがないこと、公立病院の医師不足などの理由で、時には重篤な病態であっても在宅のままいざるを得ないケースもありますから、専門的な知識や技術を持っている中核病院の勤務医にも増えてほしいと思っています。

また、訪問看護や訪問リハビリテーション、訪問入浴などのサービス不足が、在宅医療の普及の妨げになっていますが、これもそれぞれを担うスタッフの不足による部分が大きいです。実は島田市には、長年、二四時間態勢で働いている訪問看護ステーションがなく悩みの種でした。しかし在宅医療を進めるためには、どうしても必要なものですから、前述の医療協議会が行政に働きかけてようやく二〇一六年春に実現にこぎつけたのです。ただ、八人の看護師態勢で始動したのですが、その年のうちに二人が辞めてしまいました。激務だからだと思います。三六五日、二四時間態勢で在宅の方の看護にあたる、これはたしかに八人でも相当大変な仕事です。しかし、訪問看護ステーションが役割を果たせないと在宅医療は軌道に乗りませんので、そのためにその後も努力を続けているところです。

静岡県全体でみても、看護師全体の需要の充足率は九七・七パーセント[★9]、その大多数が病院勤務であり、診療所に勤務する者は少数です。訪問看護に携わる看護師の割

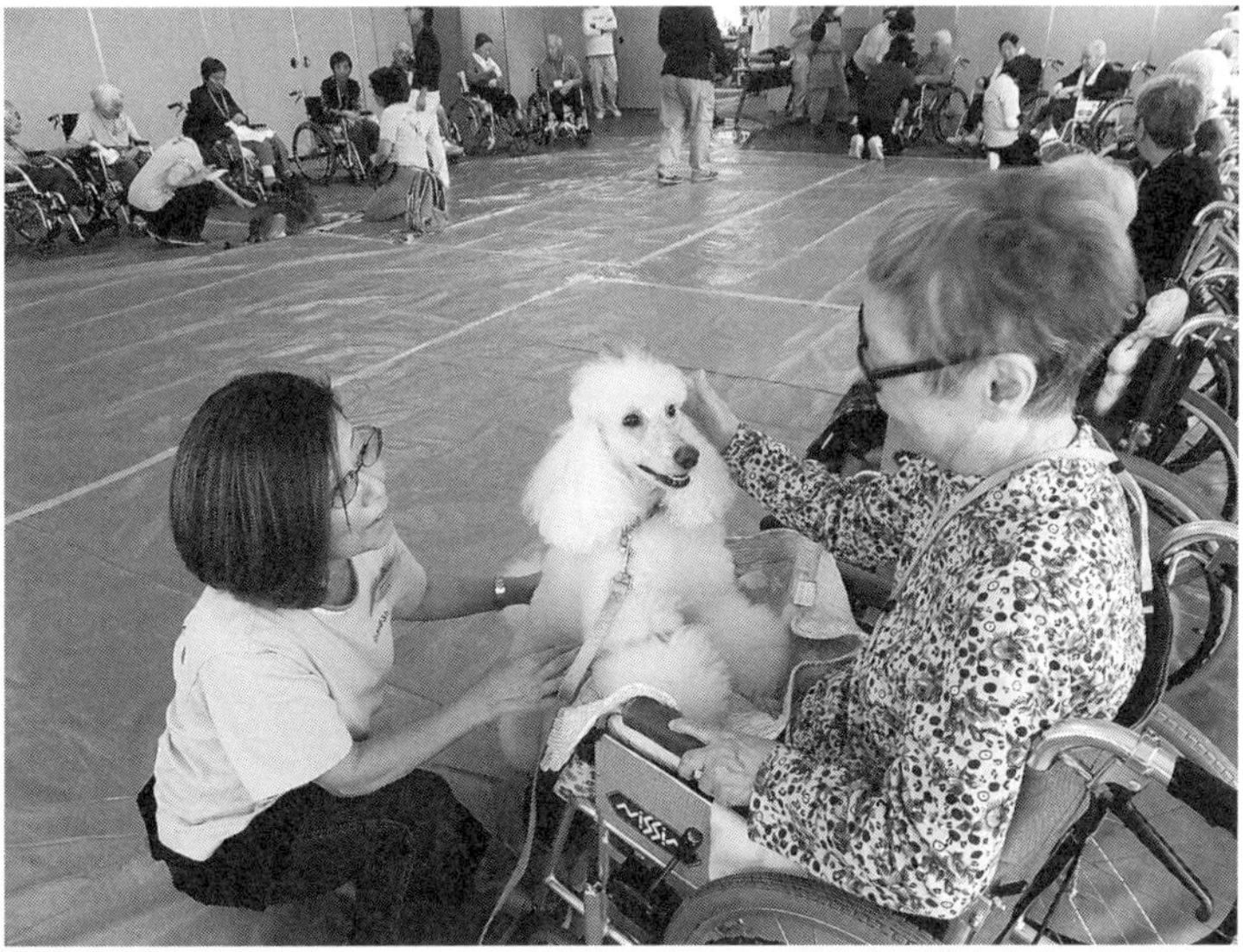

動物とのふれあいも（「あすか」にて）

合は二・五パーセントに過ぎず、★10極端に不足している状況にあるのです。地域医療・在宅医療に携わる看護師を増やすこと、育成すること、これも急務と言わなければなりません。

こうした問題は単に一地域の医師会や意欲のある医療従事者のみの努力によって解決するものではありません。国や行政を含む幅広い努力が必要です。医師不足、看護師不足とひとくちに言いますが、担い手の人材育成というのは簡単にできることではありません。それこそ、時間もお金もかけてしっかりとやらなければならないことです。それだけに国も自治体も医療現場も一緒になって努力する必要があるのです。

また、医療と介護の包括的なシステムの構築も必要不可欠です。地域包括支援センターというものが介護保険法で制度化され、島田市では「高齢者あんしんセンター」と呼んでいます。設置するのは市町村です。私がやっている「アポロン」「あすか」などもそうですが、行政から委託されて社会福祉法人や医療法人が担っているケースが多いです。保健師または看護師、相談員（社会福祉士）、主任ケアマネージャーがいて、お年寄りの介護や医療の相談に乗り、行政の権限を受託しているので必要なサービスの利用を判断・指示できます。介護保険の対象者であろうとなかろうと、必要に応じて介入し、虐待などの場合には、施設への強制入所というような措置もとる機能があります。

ですから、地域包括支援センターの役割は小さくないのですが、これは地域、都道府県によってもいろんな形態がありますし、ちゃんと機能しているかどうかは一様ではないと思われます。島田市では地域包括支援センターはしっかり機能していると思いますが、そういうところばかりでもない気もします。そこには行政の質の問題もあると思いますので、これは次の章でふれたいと思います。

大事なことは、地域包括支援センターも含めて、その地域の高齢者医療、在宅医療のネットワークを築くことです。島田市では先ほど述べたように二〇一四年に、在宅医療推進協議会をつくり、在宅医療をテーマに、状況がどうなっていて、どんなことが課題なのか、調査もしながら認識を共有してきたことが、包括的なシステムの内実をつくるうえで意味を持っていたと思います。

＊

島田市での在宅医療、終末期医療の一端をご紹介しました。さまざまな関係者のおかげで、在宅医療、介護をめぐる環境は少しずつ前に進んできたと思います。日本全体を見渡した時に、たとえば東京二三区のような大都市部と、島田市のような中小の地方都市とでは自ずと状況は違うと思います。医療・介護の供給体制・規模が違うだけでなく、医療や介護を受ける側の事情や規模も違っているでしょう。一方で、おそらく島田市とも共通する状況や課題を抱えた地域、自治体も少なくないと思います。

いずれの場合もしかし、終末期医療を含む、高齢者の医療と介護の問題は、現在のままでいいとは思えません。家族ががんばる、知り合い同士助け合う、というようなことを大事にしつつ、お年寄りの個人の尊厳や自由をどのように大事にしていくのか、実質化させていくのか、踏み込んで考え、実践しなくてはならない時に来ているのではないでしょうか。そのために、医療人も、介護に携わる人も、行政も、もっと知恵を絞り、汗を流す必要があると思います。

医療や介護を行う上では、医療人は患者や利用者の立場を充分に理解し、以下のいくつかのことを守る必要があります。まず傾聴する（患者や利用者の訴えを充分に聞く耳を持つ）こと、説得力のある状況やサービス内容の説明、相手の身になって共感を持つこと、行っている計画の随時の評価とそれに伴うサービスや医療計画を変更できる能力と手際が不可欠であります。

私は島田市の医師会長も経験したことがありますが、そういう立場に立つと、行政のありようといった部分について考えることも少なくありませんでした。あくまで医療現場の視点からになりますが、章をあらためてそのことについて記してみたいと思います。

★5　島田市ホームページ。在宅医療「リビング・ウイル島田版」。
★6　統計センターしずおか、静岡県人口動態統計。表8―3死亡数、性・死亡の場所・圏域・保健所・市区町別。平成一八年。

★7　島田市民病院事業、経営計画平成二七年度～平成三〇年度。厚生労働省：平成二四年医師・歯科医師・薬剤師調査。

★8　二〇一七（平成二九）年二月現在。島田市医師会調べ。

★9　静岡県地域医療再生計画。二〇一四（平成二六）年三月改定。第七次看護職員需給見通し。第一回看護職員需給見通しに関する検討会平成二六年一二月一日資料4―1。第七次看護職員需給見通し都道府県別。

★10　日本看護協会、看護統計資料「平成二七年看護関係統計資料集」日本看護協会出版会編集。

第3章　必要だと思う行政の役割

1　ネットワークを生む環境づくり

ここまで述べてきたことからもわかっていただけると思いますが、よく「医療難民」「介護難民」などといわれる問題――医療や介護を必要としているお年寄りのもとに、医療や介護が届きにくい状態――は、地域社会にとって大問題の一つです。そこには、医師や看護師不足、介護現場で働く人が間に合っていない、介護事業がなかなか安定的に経営できないというような問題がまずありますが、同時に、もう少し現場の状況に近いところの話としては、医療や介護のニーズを把握しきれていないという問題もあります。

たとえば、診療所が訪れる患者に対応する、市役所や介護事業者が介護認定を申請する人に対応するというのは当たり前のことです。しかし、客観的には医療や介護を必要としているのに、いろんな理由から、通院できない人・しない人、介護保険認定を申請しない人というのもいるのです。「いろんな理由」の中身はさまざまですが、それは本人や家族の責任とばかりとはいえない場合もあるでしょう。昨今の日本では、誰かが何か困難を抱えているときに、少なからず、「それは自己責任」という言葉で片づける風潮がありますが、ある出来事や状況をもっぱら個人の責任と言い得るのかどうか、ことはそれほど単純ではないようにも思いますし、何よりも、医療や介護が必要である客観的事実がそこに現にあるのなら、その当事者の生存権や医療・介護を受ける権利は守られなければなりません。そのことは日本国憲法にも規定されていることです（第二五条、健康で文化的な最低限度の生活を営む権利など）。ですから、少なくとも国や地方自治体など公の機構は、その状況を放置してはいけない——何らかの実効性ある対処をしなくてはならないはずです。

そういう意味では、ともかく医療や介護のニーズをできるだけ把握できるようにする、これがまず事の出発点だと思います。私自身の歩んできた道を思い起こしても、そう思いますが、その作業をある地域全体にわたって責任を負っているのは行政です。行政と、医療や介護の関係者が一体となった取り組みが必要でしょう。

たとえば市役所の介護保険課や福祉課の人が役所に座って、向こうから介護利用者がやってくるのを待っているような取り組み方では、手遅れになる場合もあります。これも私自身の経験から思うことですが、自分自身が地域に出て行って、地域の中でいろんな人々から情報を集めることは可能です。私のように往診をしている医者、訪問看護、訪問介護の仕事をしている人はもちろん、民生委員も含めて、地域で住民の暮らしの実情をそれなりに把握している人はいます。そこから情報を集めるネットワークを、行政がもっているかどうか。これは基本の一つだと思います。

これは高齢者に限ったことではないですが、家庭の中でお年寄りや子どもが虐待されるという例が、悲しいことですけれども、大きな問題になっています。そういう場合など、誰かが虐待を訴えてこないと解決できないというのでは問題は解決できません。そういう場合も含め、核家族化や地域における各家庭の孤立化、人間関係の希薄化の中で、難しい課題ではありますけれども、住民の隠れたニーズを把握していく努力を続ける必要があります。

もう一つのネットワーク

同時にそれは、ニーズを把握できた際にそれに適切に対応する仕組みとセットでなければ意味を持ちません。そこで、もう一つのネットワークというか、行政が、地域の大きな病院や公立病院、医師会・診療所だとか、介護関係者をうまくつないで、それぞれの役割がうまく発揮できるようなコーディネート機能、調整機能をつくりだすことも大事です。

たとえば要介護認定されたお年寄りがいたとき、ケアマネージャーがケアプランをつくることから介護が始まりますが、ケアマネージャーの方は、患者なり利用者の方に関する医学的知識は持っていないわけです。となると、ケアマネージャーが医師にアプローチしてその情報を得たうえで介護のプランを立てられるかどうかというのは非常に大事なことなんです。たとえば、くも膜下出血で入院治療した人が、発作からどれくらいの時間が経った時点で手術できたのかによって、リハビリ、機能回復の度合いは変わってきます。手術・外科的治療は成功し本人も回復しているように見えても、たとえば水頭症を併発して認知機能に障害が残る場合などもありえますから、それを踏まえた介護プランを立てられるかどうかは、やはり医師から病状を聞くことができるかどうかで変わってくるのではないでしょうか。

しかし一般的に、ケアマネージャーが医師をつかまえて意見を聞くというようなことは、島田市のような小さな街ならまだしも、大都市では簡単ではないでしょう。まず、医者をつかまえることからして大変だと思います。しかし、患者さん、利用者さんの視点から見たら、これは大事なことです。ですから、その連携、ネットワークをつくりだすきちんとした仕組みが必要で、そこは行政がイニシアチヴを発揮することで実現、実質化させることが必要だと思います。

すでに触れましたが、幸い、島田市では在宅医療協議会をいろんな職種、団体の参加で、市行政を中心につくることができました。ここには医療関係者、介護関係者だけでなく、民生委員の代表まで入っていますので、先ほどふれた、地域の実情をどうつかむのかという点も含めて状況を報告しあって、対応策も検討できる場になっています。

そして実際にそれが、結果的に、在宅医療やリビング・ウイルをめぐるとりくみの前進をもたらしていますので、行政がかかわりながら、現場の状況を把握するネットワーク、それに対応する関係者の力と連携を引き出すネットワークとして機能しているのではないかと思います。いい意味での調整機能が働いていると思います。

プライバシーの問題と近所づきあい

ただ、行政が、あるいはその窓口としての地域包括支援センターが、地域のお年寄りのニーズを把握するといっても、それは何か、個々のお年寄りの状態をすべて調べてデータベース化するというようなことでは、当然ながらありません。それは、お年寄りのプライバシーを侵害することになります。ニーズがないか、困難を抱えている人はいないかと注意をして見ているし、それがあれば相談してもらいやすいような雰囲気をつくったり、出かけていって声をかけたりもするけれど、それは個々の人の情報を調査するとか無理に提出させるようなことであってはなりません。お年寄りであろうと誰であろうと、当然ながらプライバシーを侵害されない権利があります。介護度や介護状態のようなことは、きわめてプライベートな情報で、行政であったとしても、そんな個人情報を調査したり流通させたりするのはやりすぎですし、そもそもそんなもののデータベース化は無理です。

地域のお年寄りの情報を集めるというのは、そういうことではないのです。言葉を換えれば、地域包括支援センターの職員などが地域に入って、民生委員をはじめとする地域の人々から、寝たきりのお年寄りがいないのかとか、最近、買い物に行けなくて困っているお年寄りはいないかとか、介護で苦労しているご家庭はないかといったことなどを、注意して気にかけている状態といってもいいと思います。

で、実はそこで大事な手がかりになるのは、地域社会における近所づきあい、友達づきあいです。民生委員というのは、住民の生活状況をつかんだり、生活相談や福祉サービスへの助言・支援などを行う、民間の奉仕者ですので（厚生労働大臣に委嘱された職務。民生委員法によって規定されている）、民生委員にはもちろんがんばっていただきたいのですが、健康や介護のことで本人がやり取りしやすいのは友人・知人です。友人同士で体調や病気の話をしても、プライバシーの侵害が問題になることはさほど多くないでしょうし、何より、率直な現状を話せることも多いでしょうから。

以前には、そういう近所の、気の置けない友達関係というものが普通に存在していたけれど、近頃はそうではないというのが実情です。人間関係が希薄になり、横のつながりがあまりなくなってきています。かつて存在していた老人会や敬老会といった福祉・親睦のための組織も、いつのまにか少なくなってしまいました。とくに介護保険ができて以降に減ってしまったと私は感じています。

ちょっと話が外れるかもしれませんが、日本社会では、個人と公の中間のような地点にある団体が、社会生活においてある役割を果たしていた時期があったと思います。もちろんそこにはいろんな問題点もあったことを承知で言うのですが、たとえばかつて婦人会が、第二次世界大戦前の結核が大流行したときに、地域にいる患者の存在を把握したり、患者や家族に、「ねえねえ一緒に受診に行こうよ。診てもらおうよ」と受診を促すボランティア的な活動を担ったことがあったというのは、よく知られた話です。

そこには、近所づきあいの中でいろんなものを把握したり、サポートしたりする、お互いに「顔の見える」関係、「顔の見える」つきあいの中で、自然な形で個人を応援するという要素も含まれていたのではないでしょうか。戦前の明治憲法下のことですから、あまり単純化するつもりもないのですが、少なくとも、今はそういう近所づきあい的なサポートがあまりにも少なくなってしまっているような気がします。そこを見直すことは大事ではないかと思っています。

人間関係の希薄化、近所づきあいの減少は、日本社会の大きな傾向であって、昔のような地域社会における人間関係の復活は難しいと思います。そういうことを百も承知で言いますが、地域の横のつながり、友人・知人といった間柄を、昔のようにではなくとも、何らかの形で再生していくことが、今後は非常に大事です。二〇一〇年の時点でさえ六五歳以上の人がいる世帯のうち、二四・二パーセントが一人暮らし、二九・九パーセントが夫婦二人暮らしで（厚生労働省調査）、この割合は大きくなる傾向にあります。こうした中でお年寄りが、医療や介護を受けることができるようにするには、近所づきあいによってお年寄りが孤立しないような街づくりが、おそらく不可欠だと思うのです。お年寄りどうし、近所の人と声を掛け合うようになっていけば、たとえば老人の孤独死の件数は減らせると思います。

公民館を充実させる

個人的には——これは一案に過ぎないし一面化するつもりもないのですが——行政がサポートして老人会を復活させてくれると、だいぶ状況は変わる気がします。行政がサポートするというのは、何も役所が老人会をつくるというような話ではなくて、老人会が活動しやすくなるよう条件整備をするということです。たとえばお年寄りが集まってグラウンドゴルフをやる。自分たちでお茶やジュースを買って、ガヤガヤしゃべったりカラオケをやったりする——それだけでいいリハビリになります。わざわざ施設のデイサービスに行く必要もなくなりますし、だいいち、みなさん楽しめると思います。お金もたいしてかかりません。

第1章で述べましたが、人間は見栄をはる生き物で、それが生きる意欲につながるという場合が多い生き物です。ですから、老人会でもなんでもいいのですけれども、要するにお年寄りが友人・知人と気楽に集まれる居場所が大事なのです。

役所はたとえば、そういうことがしやすい場をつくってくれればいい。グラウンドゴルフをできる場所がなければ、それができる公園をつくったり、あと、とくに公民館やコミュニティセンターを充実させて利用すればいいと思います。

私はかねてから、公民館の役割は地域社会にとってすごく大事だと思ってきました。公民館があって、そこにちゃんとスタッフを置いて、運営費をつければ、子どももお年寄りも集まりやすくなるでしょう。春夏秋冬にいろんなイベントをやる、いろんな講座を開くなど、やれることはたくさんあります。公民館の予算は、いまどんどん細くなってしまっていますけれども、お年寄りあるいは現役を引退した人でいろんなことに興味をもって学びたいと考えている人はたくさんいます。そういう関心にこたえる講座を企画すれば喜ばれるはずです。

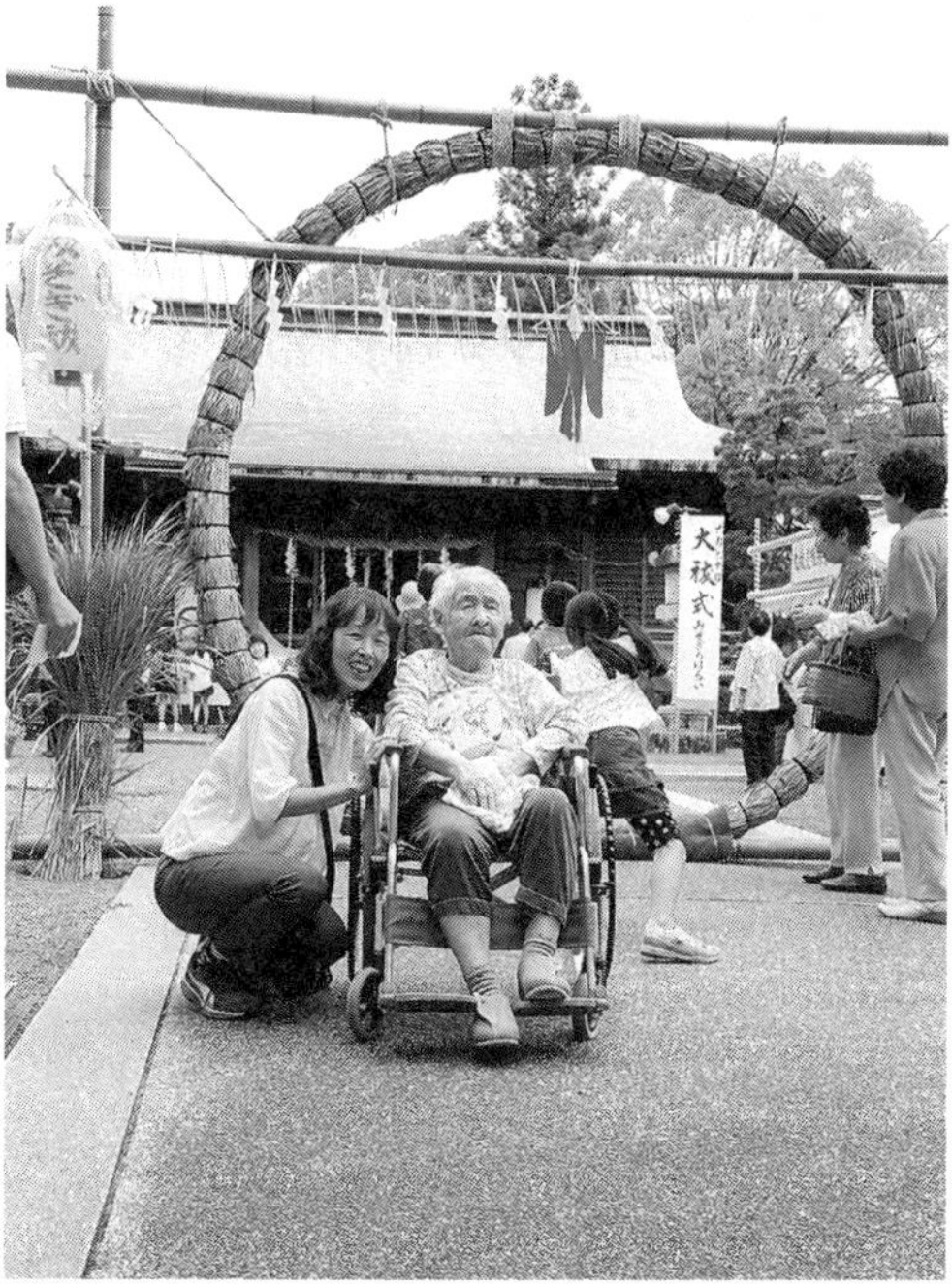

毎年６月、市内大井神社の「みそぎの祓い」に参加するのを楽しみにする97歳の「あすか」利用者の方

また、最近は両親が共働きをしている子どもたちが、下校してから母親が帰宅するまで居場所がない

ケースも問題になっています。このような場合でも公民館を利用して、地域のお年寄りが子どもの世話をすることが可能であり、互いに学び合う良い機会にもなれるのです。

そうやって地域の人々が誰でも利用できる公共の空間・場所をつくるということは、単にそれだけの意味ではなくて、老人会のような活動の足場になるし、それも含めて地域の人々が孤立しないですむようになるという、たいへん大きなメリットが生まれます。

大きな介護施設をつくって、時間通りに送り迎えして、食事を出して、というのもいいのですが、そういうものだけではなくて、お年寄り自身が主体的に行動できる、そしてお年寄りのネットワークができて、個人が孤立しなくてすむという意味で、老人会的なものを、うまくつくってサポートするというのは、悪くないアイデアだと思っています。老人保健施設や特別養護老人ホームが必要な人はもちろんいます。しかし、たいていの人はその段階に行く前に、公民館があれば十分リハビリができちゃうというのが、長年、地域とそこに生きるお年寄りをみてきた実感です。

介護保険の対象となっている人たちのうち要介護認定をされた人たちは二割台で、そういう人たちをちゃんとケアしなくてはいけないのは当然ですが、残る八割近い人たちを放っておいていいというものではありません。要介護認定はされていないけれど、体に不具合のある人だっているし、放っておけば要介護の人がさらに増えるでしょう。お年寄り本人にしてみれば、ケアを受けるには何とか要介護認定されなくてはならないから、そのために努力するというおかしなことになっています。そうではなくて、なるべく長く健康な心身の状態を続けられるように、まだ比較的元気なお年寄りが楽しめる場、集まれる場、場合によっては相談につなげられる場をつくるというのが大事だと思います。それがあれば、介護が必要になったときに孤立してしまって介護難民になるという事例も少なくなるでしょう。

このような需要を踏まえて、最近は地域包括支援システムが思案されました。しかし、地方行政の責任だけでこれからこのような試みを実現させることは容易なことではないと思います。そのしくみを考える上では、サービスの利用対象者の選択、行うべきサービス、費用と個人負担額、そしてその実施範囲を決定して、効果を上げるよう、念には念を入れてとりくまなければなりません。

2 「公助」と呼ばれているものについて

「公助は最後」という発想は違う

私は在宅医療の充実のために働いていますが、なにもそれは「在宅死を増やす」ことが目的ではありません。あたり前のことですが、在宅医療というのは在宅で自分らしく生きることを目指すものです。もちろん、人間は死から逃れられるものではありませんから、在宅で生きる人が増えていけば在宅死を迎える人も増えるでしょうが、それは結果であって、目的ではありません。まして、医療費を抑制するために、病人を家庭に押しつけるというだけのものであってはならないのは当然です。

高齢者の医療や介護が話題になると、しばしば「自助や共助を基本にして、どうしようもない場合は公助がありますよ」という言い方がされることが増えています。要するにあまり国や行政を頼りにせず、自分たちで何とかしなさいというようなニュアンスで使われているような気がします。

　おそらくそれは医療費を抑制する必要があるという発想から来ているのでしょう。しかし、「まず自助、共助で何とかやりくりして、最後に公助」という発想、「公助は最後」という発想は、私は違うと思います。むしろ公助を、「自助、共助」ができるように使っていくのが筋ではないでしょうか。

　第2章で在宅医療のためには、医師や看護師が不足している状況を何とかしなくてはならないということを書きました。介護に携わる人も、待遇・労働条件がよくないために離職するケースが多いし介護保険から出る介護報酬が少なくなっているために、介護施設の経営も大変になっています。総じてこの分野でマンパワーが不足している状況を打開する必要があるし、とくに大都市と地方都市や農村部の間にある格差を解消していかなくてはならないと思います。こういうことは、一地方や熱心な医療・介護従事者の個別的な努力でどうにかなるものではありません。国や自治体が、予算も人も使って腰を据えたとりくみをしなくてはならないと思います。

　公の側が、「自助も共助もできなかったら公助があるからそれを寝て待ってなさい」というような発想では困るのです。お年寄りもそのご家族も、自助や共助はやる気でいるし、すでにしています。しかしそれをするには、往診も訪問看護も訪問介護やリハビリも必要だし、公民館を充実させたりすることも必要なのです。その手当ては、国や行政の仕事にほかなりません。

私は、ともかく国や自治体がお金を出せば出すほどいいと言っているわけではありません。財政支出は、国民、住民が負担するわけですから、ムダな支出をすべきでないのは当然ですし、誰も望んでいないでしょう。また、島田市のアンケート調査を見てもわかるのですが、多くの高齢者は、〝人の負担になりたくない〟〝人に迷惑かけたくない〟という気持ちも持っています。そういうことも考慮すると、本人が、できるだけ生活環境を変えず、ご家族や友人・知人とのつながりを大事に生きていく、そのために必要なサービスを供給する、そういう自然なあり方がいちばんいいと私は考えています。その観点からすると、どうすれば「自助」や「共助」ができるのか、あるいはそれらが活かされるのかを考えて、「公助」がやるべきことをするというあり方を、もうちょっと積極的につくりだす必要があるのではないかなと思います。

「最後は公助が何とかする」という発想には、「公助は何でも救える」という発想が潜んでいると思うのですが、それも間違っているように思います。それは、高齢者医療の現場に来てみたらすぐにわかることです。「公助」だけではおそらく誰も救えないでしょう。大きな病院に入院して高度医療を受けたとしても、お年寄りがそれだけで以前のように元気で暮らせるようになるでしょうか？　リハビリや日常的な投薬、看護、治療がどうしても必要だし、その管理をする機能は中核病院や大学病院にはありません。在宅医療を含む地域の医療や介護の担い手がいなければお年寄りの回復は見込めないのです。現に、地域社会で「医療難民」「介護難民」が増えているわけで、これは「公助」が万能薬のような力を持っているわけではないことを如実に示していると思います。

お年寄り本人、そして家族などの周囲の人々、あるいは地域社会などの助け合う力と一体になれば、「公助」も重要な役割を果たせるのです。「公助」には、地域社会、地域医療の中に入っていき、自らをフィットさせる姿勢が大事だと思います。

北欧のように、医療・福祉のかなりの部分を「公助」がまかなっているというスタイルの国はあります。核家族化が進んだ社会で高い税負担に裏打ちされた大きな社会保障予算があれば、医療も介護も本人の負担なしでやっていくことはできるでしょうが、それはその国の文化的、あるいは政治的な伝統、長い歴史の中でつくられてきた社会的な約束があればこそでしょう。率直にいって日本にはそういう伝統は根づいていませんし、医療も介護も保険制度において自己負担を増やし社会保障予算をカットする流れが続いていますから、北欧的なあり方とはほど遠いと思います。ですから、この国では、地域の連携の輪の中に、「公助」が入っていくという発想が大事だと思います。

格差是正と地方発の在宅医療モデルの定着

もちろん、「公助」に求めるものをあれこれ言い出せばキリがありません。私は、その中であえていえば、いちばん大きな問題は、医療にしろ介護にしろ、今のいろいろな社会的情勢の中で、都会と地方（中小都市、農村部など）の格差をいかに是正するかということが大事だと思います。

島田市の例を第2章で見ましたが、医師や看護師の数だけをとっても、都市部と地方の差はとても開いています。人口に占める高齢者の割合は大都市よりも地方の方が高いわけですが、そこに必要なスタッフがいないのが現状です。

経済の中心が大都市にあるのは当然で、そこにお金も人も集まっていくわけですが、人間が生きていくのに必要な専門職——医療や介護も含めて——が大都市ばかりに偏在してしまえば、中小都市、農村部などは疲弊してしまいます。お年寄りは住み慣れた地域で暮らし続けたいのに、都会に行かないと医療や介護サービスが受けられないという矛盾が生じています。国土の中に大都市もあれば中小都市、農村もあるということ自体は自然なことですが、大都市でなければ生きられないというのは不自然ですし、困ります。経済のありようや政策の展開の末にこうなっているわけなので、地方と都会のこの状況を是正する知恵を練って実行するのは、国を含む行政の基本ではないでしょうか。

私は、日本的な暮らし方、日本で当たり前のようになされてきた暮らし方・歳の取り方・最期の迎え方を送れるようにするのが、この分野では大事だと思っていますが、それは、大都市よりも中小都市や農村部のほうがやりやすい面もあるのではないかとも思います。大都市では減ってしまった親族同士が近くに住む環境、近所どうしが助け合う気持ちのようなものは、中小都市や農村部のように高齢者が多い場所、あまり人口が多すぎない場所のほうが残っているという面もあるし、医療・介護の供給側としてもきめこまかくケアできるという面がありますから。

もちろん、現状では人口が流出し経済も沈滞してさびれていきつつある地方においては困難がありますが、思い切って大都市と中小都市・農村部の格差解消に取り組んだら、意外に高齢者対策においては「地方」とよばれている地域は、いろんな優位性を発揮できるのではないかとも思うのです。そういう意味では、中小都市や農村部で、お年寄りがどう生き、最期を迎えるかということのモデルケースを提示できるはずですし、定着させることもできるはずだと思っています。

どのように最期を迎えるかを決めるということは、人々の当然の権利です。そこにその権利を保障する、形だけでなく、最後の時期であっても人間らしく生きることのできる住環境、人間同士のつながり、医療や介護の提供があって、安らかな最期を迎えられる――そのために、行政や公助が、地方都市、中小都市、農村部に注目して思い切った方策をとるというのが対策のいちばんの要じゃないかなと思います。

それは必要な資源を投入すれば成功する可能性があるし、そうすれば大都市部の高齢者対策にとってもいい影響をもたらすでしょう。そして、地方都市、中小都市、農村部に、若い人を引き寄せる力も持つと思います。医療の仕事、ケアの仕事、いろんなサービスがそこに生まれますから。お年寄りのための食事、洗濯、散髪、リハビリ、介護、医療、そういったサービスを担うのは若い人々です。もちろんそういう仕事があっても産婦人科もない、小児科もない街では若い人は定着しないでしょうが、そういう生活のベースも整備していく。

私はよく島田市の担当行政にそういう構想を考えましょうよと話してきましたし、市長も行政も理解してくれているという感触を持っています。この前まで一〇万人都市には一軒だった小児科がやっと二軒になったという、まだ端緒的なレベルにあるのも事実ですが、高齢者の生きやすい街づくりのための努力は少しずつでも実を結んでいくと思いますし、そうやっていけば若い人が自分からやってきたい街になり活気も出てくるのではないでしょうか。

もちろんそれは地方自治体だけの仕事ではありません。私たちも直面している非常に大きな問題は、すでに何度かふれたように、ここに医師や看護師の数が少ないことですし、とくに医師層は決して若くないという問題ですから、医師を養成して地方にも来てもらえるようにする必要があります。島田市でいえば、医師会の会員のうち六五歳以上の医師は四割以上もいて、その下の年代も決して若い世代にシフトしているわけではありませんので、このままでは「老老医療」の街になってしまいます。

介護については医療とは事情が違いますが、介護スタッフが充分ではないことも事実で、そこには介護報酬が低いなどといった政策にかかわる問題もありますから、やはり公助がそれをどうするか、考えるべき時に来ていると思います。

いろんな意味で、必要なスタッフを供給し、その偏在を是正していく努力をする必要があります。当面、今いるスタッフを、じょうずに連携させて効率的に生かす対策も講じながら、五年後、一〇年後のことを想像し、緊張感をもってとりくむべきでしょう。現状では残念ながらそうなっていないというのが地域医療の現場と私の実感です。それは、自助とか共助という問題をただいうだけでは解決しえないことですから、しっかり「公」に役割を果たしていただく必要があります。

いわずもがなのことですが、今の世界では、誰しも健康と繁栄を享受する権利があります。医療と介護サービスの平等かつ適切な提供も、人の尊厳に関わる課題であり、医療人はその実現のために努力する責務があると思っています。時には、政府や自治体の方針がその権利と尊厳を大事にしない場合もあるかもしれませんが、そういう時でも、私たち医療人は人権と人間の尊厳を守る立場にあり、我々はその立場で主張しなければなりません。しかし、本来それは医療人だけの責務ではなく、何より憲法を遵守する義務を負っている政府や自治体の行動原理であるべきだろうと考えます。

日本的な当たり前の生き方・死に方のために

医療も介護も、スタッフを養成し育てていくこと、あるいは在宅医療・介護に必要なサポート態勢を整えることは、たしかに簡単ではありません。いずれも人々の健康、命、尊厳を守る仕事ですから、難しさを伴う仕事であるのは当然です。時間もお金もかかると思います。しかし、これは財政のことを気にする人に言いたいのですが、一〇年後や二〇年後の、今以上の高齢社会になったときに、高齢者が比較的元気に自宅で暮らし、延命治療に高いお金をかけたりするのではなく、家族・親族に囲まれて自然に最期を迎えるようになっていくなら、それは医療費をむしろ軽減するものになると思うのです。

昔から日本にあった、近所づきあいを含む当たり前のコミュニティ、当たり前の高齢者への見守りやケア、当たり前の見送りというものを基本にすれば、お年寄りが、比較的元気に自宅で暮らせるはずです。具合が悪くなっても重病化しないよう早めの対処もしやすいでしょう。そういうものであれば医療費は自ずと減ると思います。

日本人はもともとそういうあり方でやってきたのです。家族を含めコミュニティの形が変わり、医療は高度化し、高齢者が増えて、たしかに昔と今とでは状況は変わりましたが、人間らしく生き、最期を迎えるために必要なことは変わっていないはずです。私は、医療費を安上がりにするために在宅医療を進めているわけではありませんが、そこに官民とも注力することは、結果的に公の財政負担を軽減することにもなると確信しています。

昔と比べてお年寄りの比率が増えているわけだから、医療や介護の人材・インフラをある程度増やさなくてはならないのは当然です。それをやり、そして地域のコミュニティの再生をはかる。そこでお年寄りが自分らしく生きられる街をつくり、自分も家族も、最後の時のことも考えつつ生きていく。それに必要なことをしようというだけのことなのです。

　私が日本に来たのは一九六九年のことでしたが、その時以来、日本という国の、とくに人々の優しさや思いやりの心、礼儀正しさに魅了されてきました。そこには日本人の生き様が表れているように感じたものです。第二次世界大戦で広島と長崎に原爆を投下され、全国の街が大空襲にさらされ、国中が瓦礫《がれき》と化してしまったところから、傷ついた人々が人間愛を基本に立ち上がり、互いを慰め励まし合い、少ない食料を分かち合って、復興のために働きました。これは並大抵の努力ではなかったはずですが、国づくりの過程において大切なことは目に見える部分だけではなく、人権、思いやり、そして仁愛だったと思います。

　日本が日本国憲法のもとに発展してきたこの七〇年余りの年月の中で、人々の心にはそうした精神が育ってきたはずですし、私も、ここまでの日本での暮らしの中で、たいへん温かい気持ちを持つみなさんに出会い、学び、また一緒に働いてきているという実感を持っています。そういう心を持った国民、市民がたくさんいるわけですから、今、高齢社会を迎えて医療や介護が深刻な壁に直面しているのは事実ではあってても、お年寄り自身、そのご家族、そして地域社会の持つ力を自然な形で発揮させられるような条件を整備さえすれば、乗りこえていけるのではないでしょうか。

私は「おかげさま」という日本の言葉が好きです。「おかげ」はもともとは神様を指していたと思いますが、転じて、自分には見えていなかったものを意味しています。目に見えるものだけでなく見えない部分、それは人の温かい心や気持ちでもあるでしょう。それがあって、一人ではできないこと、力を合わせてできるようになったりするし、自分でも知らなかった力を発揮させてくれることがあると思います。そういうことへの感謝の気持ちを表すのが「おかげさま」です。

ただ最近は、国全体や政府のレベルでは、この「おかげさま」の精神でやってきたこと、永年築いてきた平和や平穏の価値が見えなくなっている面もあるのかもしれません。人権を大事に、一人一人を尊重するということは、今のこの現実の中ではどういう形で成就されるべきことなのかを考えながら、行政や公には、現場を見、理解してほしいという気持ちを持っています。個々の人の生き方、最期の迎え方を、上から干渉して枠をはめるようなことではなく、条件・環境は整えながら、生活の現場で自然な形で生き、死んでいけるような地域づくりのためには何が必要か、公はそのためにどんなことに汗を流す必要があるか――知恵をしぼり、また迅速に行動していただきたいと思っています。

第4章　アフガニスタンの視点から医療と日本を見る

この本の最後に、少し視点を変えて、私の祖国アフガニスタンでのできごとをふまえて、私が今の日本、今の医療をどう感じてどうしてそれを目指したかについて記しておきたいと思います。関係することは『知ってほしいアフガニスタン』（高文研、二〇〇九年）、『戦争に巻きこまれた日々を忘れない』（新日本出版社、二〇一六年）にも少し書きましたが、ここでは医療や人の命にかかわることに絞って綴っておきたいと思います。そのことに関係する範囲で、私の来歴にもふれることになると思います。

1 「醫」との出会い、日本との出会い

子どものころに出会った医師

この本の「はじめに」で「醫」という漢字の意味するところを紹介し、「（この字は）医療技術と奉仕の精神が、その下にある患者さんの祈る（願いが実る）ような気

持ちを覆う形になっているのです。私には、この文字は医療というものの本来の姿を表しているように思えます」と書きました。それは自分が幼い頃に出会ったある医師の行動を思い起こさせるものでもありました。

私はアフガニスタン第二の都市、カンダハールで一九五〇年に生まれました。小学校三年生だった頃、私が近所のよく遊びに行っていた家で優しくしてくれていたおじいちゃんが、家から出てこなくなったことがありました。どうしたんだろうと思って、その家に入っていくとおじいちゃんは体調を崩して寝たきりになっていたのです。食欲もない様子で、そこにしばらくいると血を吐きました。咳《せき》とともに血を吐くのです。当時の私にはわかりませんでしたが、結核を患っていたのです。

血を吐いて苦しそうにしているおじいちゃんの姿に、子ども心に「これはたいへんだ、もうダメなのでは」と思いました。おじいちゃんの様子を見にたびたび訪れると、そのおじいちゃんのところに、お医者さんがしばしば往診に来ているということを知ったのです。その往診の時に見に行くと、恰幅《かっぷく》のいいお医者さんが、診察し、処方箋《しょほうせん》を書いて薬を出していました。そしておじいちゃんの側に座って、「がんばらなきゃダメだよ、そんな弱気でどうするの。食べなきゃ身体がもたないよ」と言うのです。

するとと驚いたのは、医者が帰るとおじいちゃんは何となく元気になり、食事もぱくぱく食べられるようになるのです。ただ、また次の日にはグッタリして血を吐く。数日して医者が来ると、またちょっと元気になる……そういうことの繰り返しでありました。

そんなことが続いて、ある日その医者が、例によっておじいちゃんに「がんばらなきゃダメだよ」「食べれば元気になるよ」と言った後、帰り際に、玄関のところで家族に、「おじいちゃん、長く持たないよ。そろそろ覚悟しておいた方がいいよ」と伝えました。それを聞いた私は、思わずどなってしまいました。「嘘つき！」「おじいちゃんには『一生懸命食べれば元気になる』って言ったじゃないか」と。

するとそのお医者さんはこっちを向いて、「いや、死ぬときにも励ましてあげなきゃダメなんだよ」と優しい言葉で言ったのです。その時には私は信じられませんでしたが、医者が帰った後、おじいちゃんは「腹減った」と言いながら笑顔で座っていました。おじいちゃんにしてみれば、お医者さんが自宅に来てくれて、診察して励ましてくれること自体が、心強かったし、祈るような気持ちでいたので、医師の声かけにストレートに反応したのではないでしょうか。「嘘も方便」というと言葉は悪いですが、患者さんを励ますこと、喜ばせてあげて安心させてあげるのも医療の一部なのだと感じる出来事でした。医療は技術だけでなく、患者やご家族に心から寄り添うことが、治療の一部でもあることがわかり、それに感銘を受けました。そして「よし、あの医者みたいになりたい」と思ったのです。

日本語を学ぶ中で「醫」という漢字の存在を知ったとき、深く感じ入った背景には、そんなできごともありました。

日本の素晴らしさ

日本のことを知ったのは中学生の時でした。第二次世界大戦でたいへんな被害を受けたにもかかわらず、敗戦からわずか一九年で東京オリンピックを開くことができるまでに復興したことに驚嘆しましたし、同時に「戦争を放棄する」という素晴らしい憲法をもっている国であることを知ったのです。私は日本にたいへん興味をもちました。アフガニスタンの大学の医学部に合格した後、日本への留学を申し込んだのは、そういう日本への憧れに似た気持ちからでした。

『知ってほしいアフガニスタン』にも書きましたが、留学した最初は千葉大学で日本語などを学びました。この時、日本人の老夫婦のお宅に下宿させてもらったのですが、このお二人は、「外国人お断り」という下宿が多かった当時、私に非常に親切にしてくれました。和食のまかないを出してくれていたのですが、その食費はおろか、下宿代さえも受けとろうとしないのです。

私はいったいなぜ、と思い、ある日そのことを尋ねました。その時お二人が話してくれたことは、今でもよく憶えています。このご夫婦は第二次世界大戦中、当時の「満州」つまり中国の東北部に暮らしていたのですが、敗戦時に逃げ遅れ、取り残されてしまいました。中国の人々にしてみれば、自分たちの国を侵略した憎い日本の人間ですから、お二人には身の危険もあったのですが、そういう時にお二人を、ある中国人のおばあさんがかくまってくれたそうです。おばあさんは貧しい一人暮らしでしたが、一部屋しかなかった家の地下室に二人をかくまい、外に出なくてすむよう、僅かな収入の中から二人の食料も買ってきて出してくれました。そしてある日、人に日本行きの船を頼んで二人を船底に隠し、帰国させてくれたのです――そんな体験をされたとのことでした。

そんな経緯でもあったため、お二人は、その中国人のおばあさんとろくに別れの挨拶もできず、またその後の連絡も取れず、お礼をしたくてもできないまま、戦後、日本で暮らしてこられました。それだけに、その恩を、いつか困っている人に分け与えたいと思ってきたそうです。そして、たまたま異国で学ぶのに下宿先がなくて困っていた私と出会って、自分たちが受けた無償の思いやりを、私に対して今度は自分たちが与えたいと思われたということでした。

第3章で、戦後の日本で人々が、人権、思いやり、仁愛を大事に、新しい社会をつくってきたということにふれましたが、私も、その体験者の一人だと感じています。この下宿先の老夫婦のおかげで、今の私もあるわけです。私がいま、地域の人々のために自分のできることをしたいと考えてとりくんでいるのは、この老夫婦から受けとった人間愛のバトンを今度は自分が人々に渡す番だと感じているからでもあります。

地域の人々に支えられて

私は千葉大学の留学生部で学んだ後、京都大医学部に編入し一九七六年に卒業しました。そして医師国家試験に合格し、いくつかの病院で働く機会を得た後、一九八二年に島田市民病院に勤めることになりました。ここの呼吸器科で医長として働き、呼吸器病棟が新設されたり医師・研修医も一〇人を超えるなどのことを経て、一九八七年、大学の恩師や院長の勧めもあって日本に帰化しました。

島田市民病院に七年勤めた後、JICA（国際協力事業団）の結核対策プロジェクトでイエメン共和国に行きました。その際、病院の職員や患者さんから、自分のことを惜しむ声を思った以上にいただき、ありがたいことだと感激しました。

イエメンに二年いて帰国することになったとき、島田に帰るものと思っていましたが、京大の胸部疾患研究所の恩師に、松江赤十字病院での呼吸器科開設を頼まれ、島根県松江市に赴任することになりました。一九九一年初めから松江日赤で勤務を始め、昼も夜もなく必死で働きました。

ところがある日、唐突に懐かしい声を聞きました。島田市の知人からの電話で、その人やほかにも元の患者さん、そのご家族の皆さんが、松江市の近くの温泉に来ているからと、呼び出されたのです。私も、懐かしい面々に会えるのがうれしく、出かけていって、一杯飲みながら楽しく過ごしていると、その中の一人が皆を代表して、「実は話がある。島田に戻ってくれないか」と言いました。「どうしたの?」と聞くと、私がいなくなっていろいろ困っているということを言われまして、ただ私もその時は、飲み会での話ですし、あまり真剣に受けとっていなかったのです。

ところが一カ月後ぐらいに、その人から電話がかかってきて、「返事がないじゃないか」と言われました。「え、本気かよ」と思ったのですが、またそのうち数人が松江に来てくれて、「あれは本気の話なんだよ」「来てくれ」とあらためて私に言ったのです。

「僕が一人で行って何ができるんだろう。また市民病院で働くのか」とも思いまし

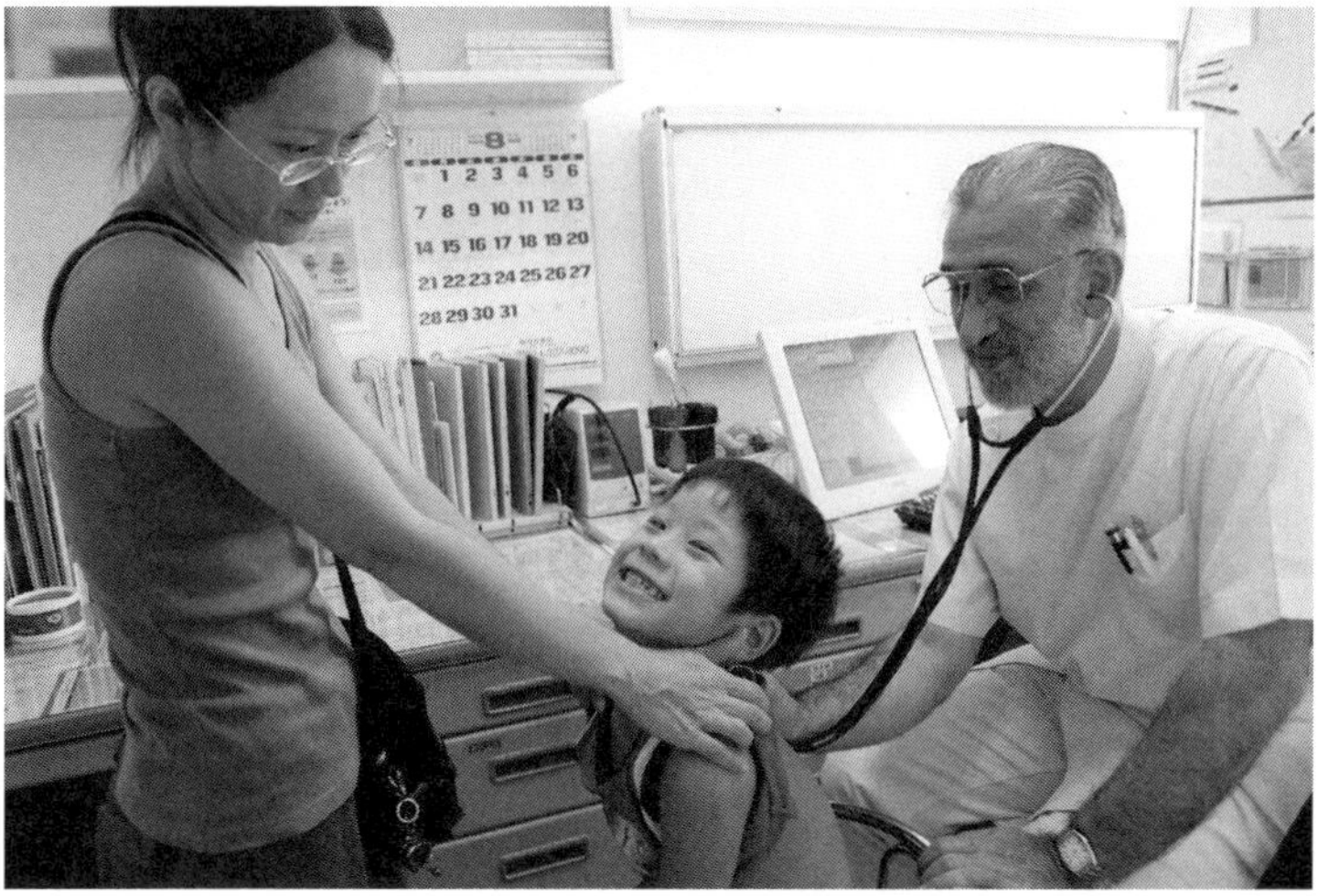

レシャード医院で診療する著者（岩間史朗氏撮影）

たが、どうもみんな、それを私に期待してるわけではない様子で、いろいろな話を総合すると、地域で身近にいて相談できる医師が足らなくて困っているというのです。

考えてもみなかったことでした。非常に悩みました。松江で始めた仕事を最後までやり遂げなくてはという気持ちもありました。ただ、私に松江赤十字病院行きを勧めてくれた恩師に相談したところ、「君を必要としている人々のところに行くべきだ。患者のことを真っ先に考える医者こそ名医。頑張れ」と言われました。その言葉に背中を押される形で、結果的に、島田市に戻る決意を固めましたが、そこから先にもちろんいろいろな問題がありました。

私を呼びに来た人たちの話によれば、かかりつけ医が必要とされているということになりますが、それは市民病院に戻るということではなく、開業するということを意味します。私はその前、イエメンで資金は全部使い果たして帰ってきていますので、お金もありませんでした。病院経営の知識など全くありませんでしたし、右も左もわからない状態だったのです。

資金については、銀行から借りてクリニックが軌道に乗っていけば返せるだろうと考えました。いわゆる「バブル崩壊」後の時期でしたが、まださほど銀行の経営が問題だとはいわれておらず、誰でも借りられる時代でしたので甘く見ていたのです。ところが銀行を訪ねて「担保は？」と言われ、「ありません」と言ったら、「ああ、あなた外人で担保のことわからないのか。担保がなければお金を貸すことができないのは日本では常識だよ」と言われました。これはショックでした。自分の見通しが甘かったこともさることながら、「外人だからわからないのか」と、にべもなく拒否されてしまったことに落ち込みました。

もう諦めて、どうしようもない気持ちになったのですが、顔だけでも出してみるかと思って地元の信用金庫を訪れました。入っていったら、突然後ろから「先生！ ど

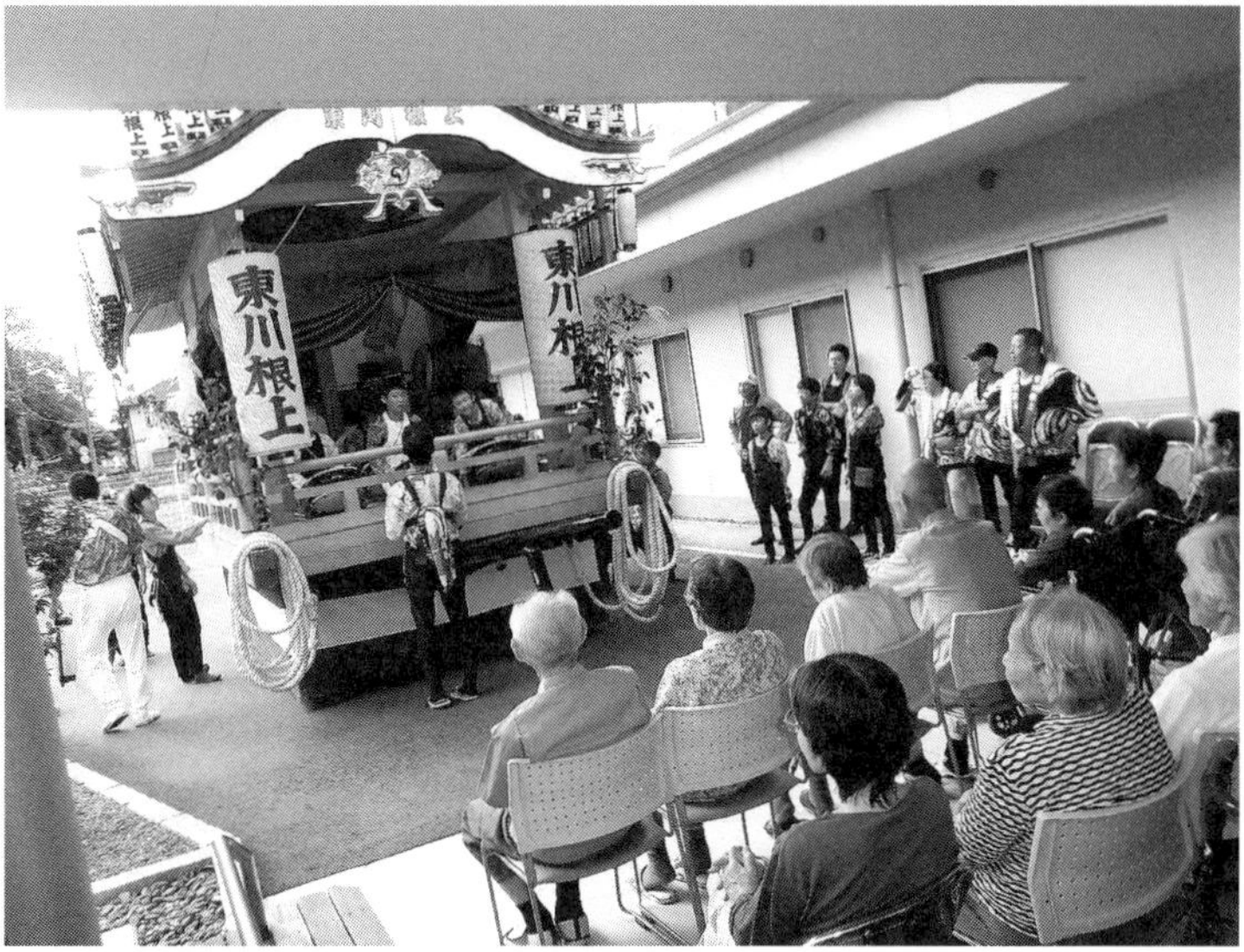

地域のお祭りも楽しむ利用者の方々(「アポロン」)

うしたの?」と声をかけてくる人がいて、誰かと思ったら市民病院時代の患者さんだったんです。実はその信用金庫の理事をなさっている由で、「まあまあ、お茶でも」と言ってくれました。近況を報告すると、「えっ、帰ってきてくれるの! それはありがたい。どうするの?」と言うから、土地も金もないことと、つい三〇分ほど前の銀行での話をすると、「ふーん。で、いくらいるんだい?」と聞いてくるから、「いや、ちょっと待って、担保はないんだよ」と話しました。すると彼は、「違うんだよ、あなたが担保になる」

というのです。「えっ？　私が担保？」「そうです。先生がいてくれれば患者が喜ぶ。ちょっとすれば何とかなる。レシャード先生が担保だ。貸しますよ」。

無謀なことを、と思いましたが、そこまで熱くなってくれるのかと感激しました。銀行との対応の違いに驚きましたが、私は今も、その話を思い出すたび、私が島田市で取り組んでいる地域医療は、文字通り地域の人々に支えられているからこそ可能になっているんだと感じます。ある意味で、中小都市だからこその人間同士のつながりが、私を呼び寄せて開業させてくれたのかもしれません。そういう部分にも、先ほどふれた日本の素晴らしさが表れているように感じています。

ふり返ってみれば、アフガニスタンで大学の医学部に入学し、その後、一度はフランスへの留学を勧められ、そうすれば帰国後に大学教員となることも約束されていたので、そうしようと考えたこともありました。しかし、日本への公費留学制度の話を知って、一も二もなく日本への留学を私は選びました。それはすでに述べたような、日本という国への憧れに似た関心があったからですが、その選択をしてよかったと思っています。今、日本の地域医療、終末期医療には多くの問題がありますが、日本社会は困難を乗りこえて進んでいけると思っています。

2　戦乱に疲弊する祖国から

ご存じのように、私の祖国では長く戦乱、暴力が続いています。『戦争に巻きこまれた日々を忘れない』に書きましたが、アフガニスタンという国の地政学的な重要性から、古くはローマ帝国、近代以降だけでもイギリス、旧ソ連、アメリカなどの大国の侵攻にさらされてきましたし、最近では、その経過にもかかわってタリバーンというイスラム原理主義的な勢力が支配を広げてきたという問題もあります。その詳細は前掲書を見ていただくとして、ここではそういう戦禍の中に置かれた人々のことを手短に記しておきます。

暴力、戦争の連続の中から

一九七九年にソ連軍が一〇万人の軍隊をもってアフガニスタンに侵攻しました。それに反発した欧米諸国はムジャヒディンというゲリラに軍事訓練を行い武器を渡し、内戦が激しくなりました。ソ連は一九八九年に撤退しますが、その間に亡くなったアフガニスタン人は約一五〇万人に上ります。

しかし悲劇はそこで終わりませんでした。荒れきった国土の中でムジャヒディン各派が争いはじめその戦乱で五〇万人の人が命を落としました。そういう中で勢力を伸ばして権力を奪ったのがタリバーンです。そして二〇〇一年一〇月、その一カ月前のアメリカにおける九・一一同時多発テロの容疑者をタリバーン政権がかくまっているからと、アメリカ政府がアフガニスタンへの空爆を始めたのです。

まさにアメリカの攻撃のさなかの一二月、私は祖国に向かいました。避難している人、傷ついた人々への支援を目的に行ったのです。そこで見たのは、瓦礫《がれき》の山となった街、多くの死者やけが人でした。ジャララバードからカーブルに向かって、陸路、車を走らせていたとき、周りに何もない場所にうち捨てられた戦車の残骸《ざんがい》の中から幼い二人の女の子が出てきて、食べ物がないかと私たちに問いかけました。家族がすべて殺され、その残骸の中で寝起きしているというのです。食料を渡しましたが、うつろな表情で物乞いをする姿に、非常に心が痛みました。あの二人はその後どうなっただろうと思い起こしても、つらい気持ちになります。

戦争はこうして、多くの民間人を犠牲にします。とくに弱い立場にある人が犠牲に

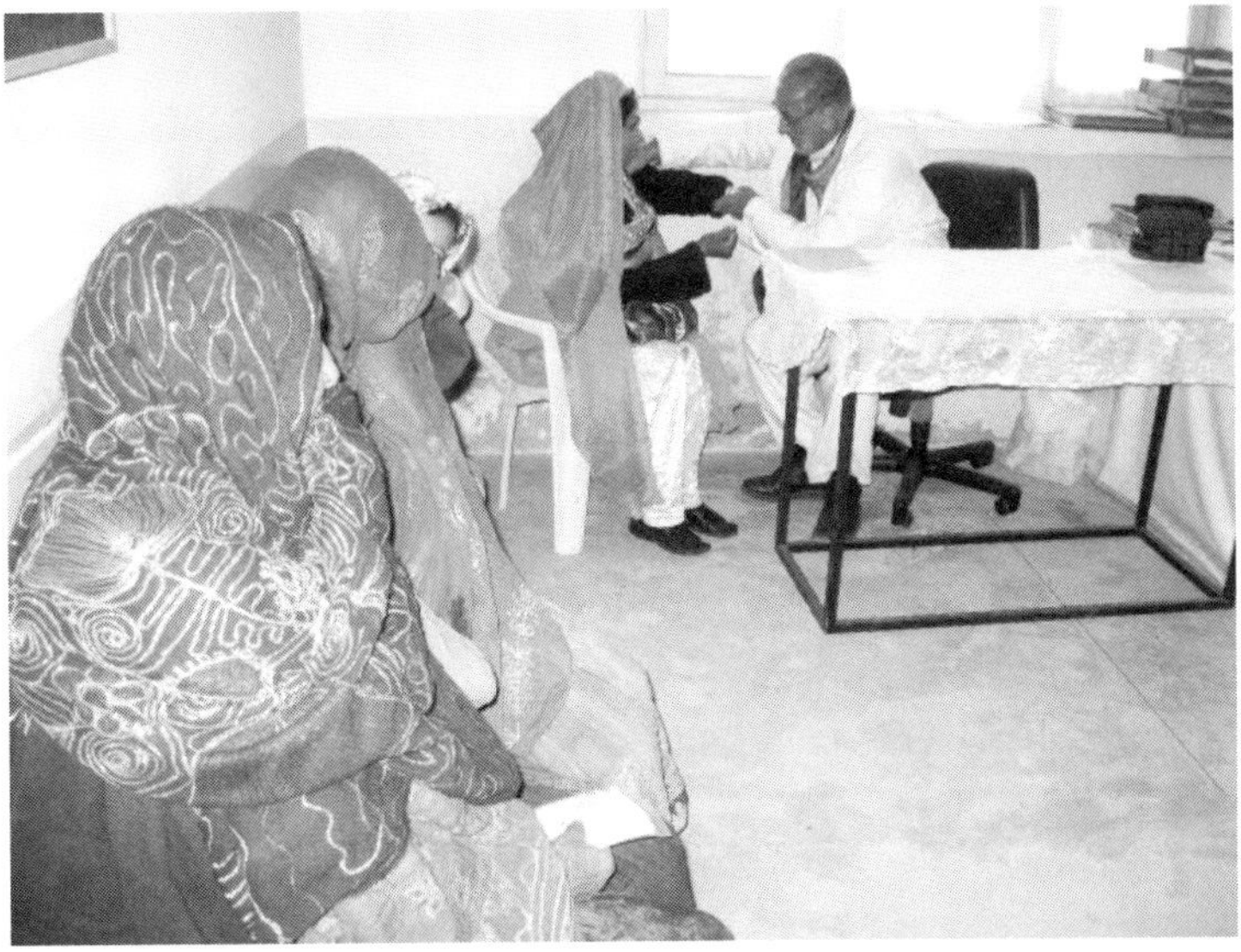

カンダハールにある「カレーズの会」の診療所で診察する著者

なるのです。また戦争は、人々の心の中に憎しみの感情を肥大化させます。一般に大国は、弱小国を支配しようとする際、自分たちの犠牲を少なくするために、地元の様々な部族や勢力同士を対立させ戦わせ、弱体化させるものです。それはそこに住む人間たちの心にその後何十年と残る憎しみをもたらします。あるいは、愛する家族を殺された人が、絶望し、殺害者に憎しみを持つことは、ある意味で自然なことです。そうした憎しみが、新たな内戦をもたらしたり、テロや暴力による支配をもたらしたりするのです。武力に訴える限り、憎しみと暴力の連鎖はなくなりません。

私が平和主義を掲げた日本国憲法に関心を持った時は、祖国が比較的平穏な時代でしたが、その後、私が日本に暮らしている間にアフガニスタンを襲ったこうした悲劇を考えると、紛争を武力で解決しようとしたり武力による威嚇をしたりしない、軍隊を持たないと決めたこの憲法には先見の明があったとあらためて感じます。一人一人の命と人権を守ることが医者の仕事ですが、そのためには何よりもまず戦争・内戦を起こしてはいけないと思います。

人の命ほど尊いものはありません。どの国に生まれても、どんな人であっても、一人一人には生きる権利があり、自分の人生の中で幸福を追い求める権利があるはずです。私は祖国が今も苦しんでいる暴力、戦争による悲劇を思うにつけ、そうした人々の権利というものを意識せざるを得ません。私が日本でしていること、あるいは祖国の人々を支援する活動も、こうした思いと無関係ではありません。

人々の健康の面で

戦乱に疲弊したアフガニスタンと「先進国」である日本を数値指標で比べることにはあまり意味がありません。ただ、この機会に、日本の読者のみなさんにアフガニスタンへの関心を多少とも持っていただければと思って、簡単な比較をしておきましょう。

二〇一四年の『世界子供白書』によると、国民一人あたりの国民総所得はアフガニスタンが五七〇ドル、日本は四万七八七〇ドル、日本はアフガニスタンの八四倍です。乳幼児一〇〇〇人に対する死亡数は、日本は二件に過ぎないのですがアフガニスタンは七一件、五歳未満児の死亡数は、日本が三件ですがアフガニスタンは九九件、出産一〇万件に対する妊産婦の死亡数は、日本では五件ですがアフガニスタンは四六〇件です。つまり、小さな子どもや妊産婦の死亡率において、アフガニスタンは日本の数十倍の危険があるということになります。アフガニスタンの子どもの死亡率はこれでも改善された方で、ソ連侵攻後の時期には子ども四人に一人が五歳を迎えられないという状況だったときもありました。お産の際のお母さんの死亡率も非

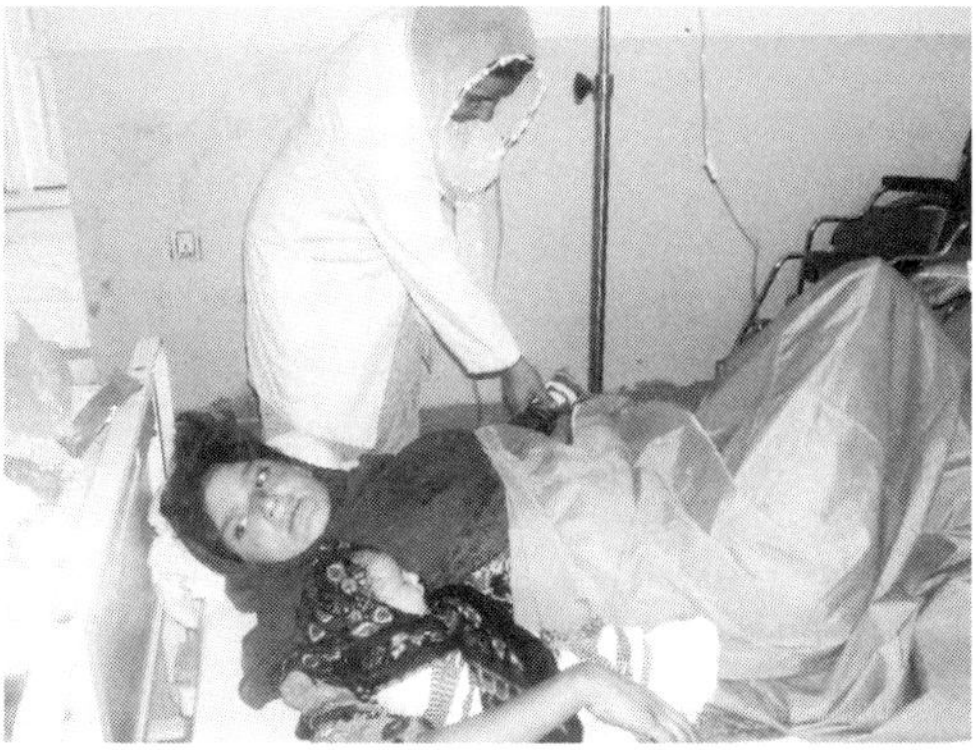

「カレーズの会」の診療所で新生児を抱える母親。新しい命を授かる喜びはどんな人も同じ

常に高いですが、アフガニスタンでは一人の母親が平均で七人から八人の子どもを産みますので、この問題は深刻です。

こうした状況は医療スタッフが非常に少ないことにも関係しています。人口一〇万人あたりの医師数は日本が二二六・五人でアフガニスタンは二五人余り、看護師数は日本が一一七九人、アフガニスタン二六人弱です。日本も医師・看護師不足が深刻なのですが、アフガニスタンは量だけが問題ではなく、質的に違う深刻さにあえいでいます。

中度・重度の低体重、いわゆる栄養失調状態の子どもは日本には数値がありませんが、アフガニスタンでは三三パーセントの子どもがそれにあたります。また改善された飲料水源を利用できる人は日本では一〇〇パーセントですがアフガニスタンでは平均六一パーセントです。しかし地方ではもっと少ない状況です。

「カレーズの会」のとりくみ

アフガニスタンでは、学校の教育は日本と制度は同じです。小学校は六年制で、中学校、高校は一貫制で六年制、大学は四年制です。義務教育は小学校までです。とはいえ、男の子は六三パーセント、女の子は四六パーセントしか小学校教育を受けられていませんし、中学、高校に行けるのはその約半分というのが現状です。

学校教育が普及しないと、国づくりの将来もなかなか見えてくるものではありません。実はアフガニスタンはいまだに治安がたいへんに悪いのです。二〇〇九年から死傷者数は毎年増えています。二〇一四年夏からアメリカ軍が撤退しだすと、犠牲者はさらに増えました。タリバーン勢力、またアルカイダ、ＩＳ（いわゆる「イスラム国」を名乗る勢力）などが勢力を拡大していることが背景にあります。

また地雷の問題も深刻です。アフガニスタンに残る地雷は八〇〇万個と推定され、世界でもきわめて地雷の多い国の一つです。小さな地雷は日本円にして四〇〇円ほどで買えるのですから、これまで戦闘を行ってきた武装勢力がばらまき、それがまだ大量に残っていて、一般市民の犠牲者が絶えません。平均で三〇分に一人が犠牲になっているというのが現状です。

アフガニスタン戦争の後に治安の悪化とともに、少しずつ国際的支援が入ってくるようになってはきたのですが、最近は徐々にそれが薄くなってきているという現実もあります。国際社会の関心が薄れてきているということが背景にあるのだろうと思います。

私達は二〇〇二年春に、アフガニスタンの復興を医療と教育の面で支援することを目的に、静岡県で「カレーズの会」という団体をたちあげました。「カレーズの会」はカンダハールに診療所をつくり、無医村や難民キャンプにも出かけています。一般診療、予防接種、衛生教育、出産などを担うと共に、診療所のない村々にヘルスポストという、私たちの活動の補助的な拠点をつくって、住民のボランティアを得て、患者教育や服薬指導――薬を処方してもそれを飲まずに、生活費のために売ってしまう患者もいるものですから――をするようにしています。医師が往診する際の補助や重症者を

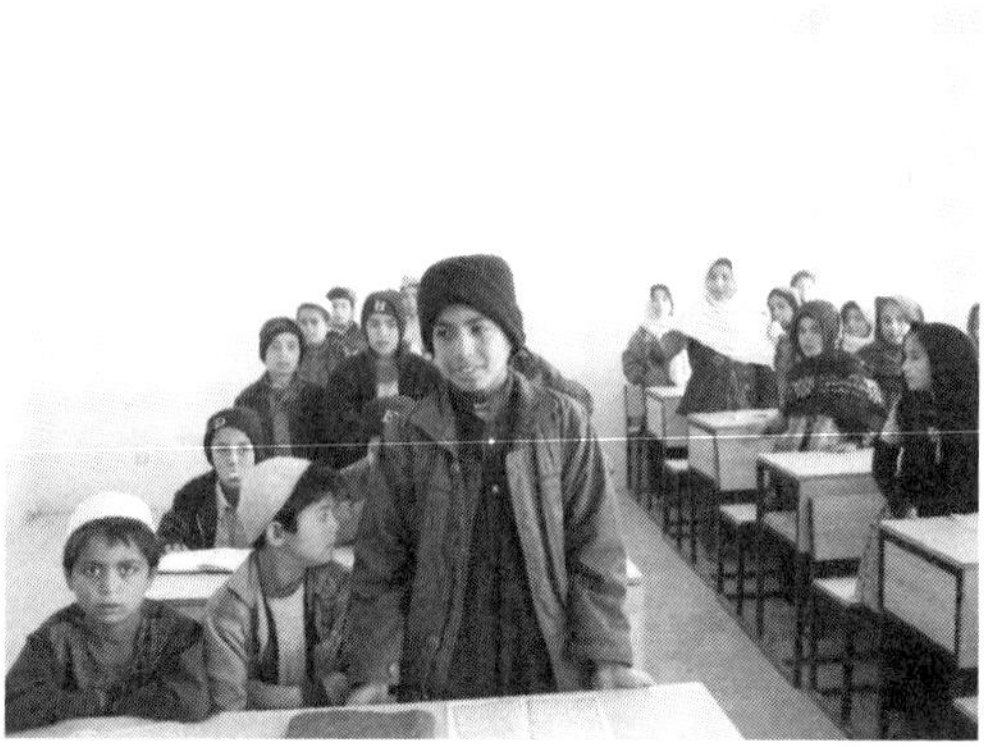
「カレーズの会」がカンダハールにつくった学校

診療所に連れていくなどのこともヘルスポストのボランティアの方々に頼んでいます。

日本における在宅医療の体制づくりのところでもふれましたが、やはり普段動ける医療人（医師、看護師等々）が動けない患者のところに出向く必要があります。例えばその場所は日本国内の患者の自宅であったり、また遠い国であるアフガニスタンであっても同じです。なぜならば、病人は動けないのです。医療人が出向くことで患者

の住む環境や生活の場が見えて、病気の誘因や環境の影響を知ることができます。また、医療人のところまでたどり着くことができない病人のところに到達できるのです。

過去に、難民キャンプに診療に行った時に、あるテントの中から、イビキが聞こえてきたことがありました。それを聞いただけで息苦しい状態にあることが見て取れました。そのテントに入ると、青ざめている子どもが目をむいてチアノーゼの状態でやっと息をしているのです。喉を覗き込むと扁桃腺が膿で腫れていて、息ができない状態になっていました。このままでは数時間の命だったでしょう。ジフテリアという病気です。処置する道具はないので、指にタオルを巻いて扁桃腺を圧迫して潰すように排膿を行いました。口を水で洗浄したところ、見る見るうちに青ざめた子どもの顔がピンク色に変わってきて、大きく息を吸うようになりました。もしもここまで私が出

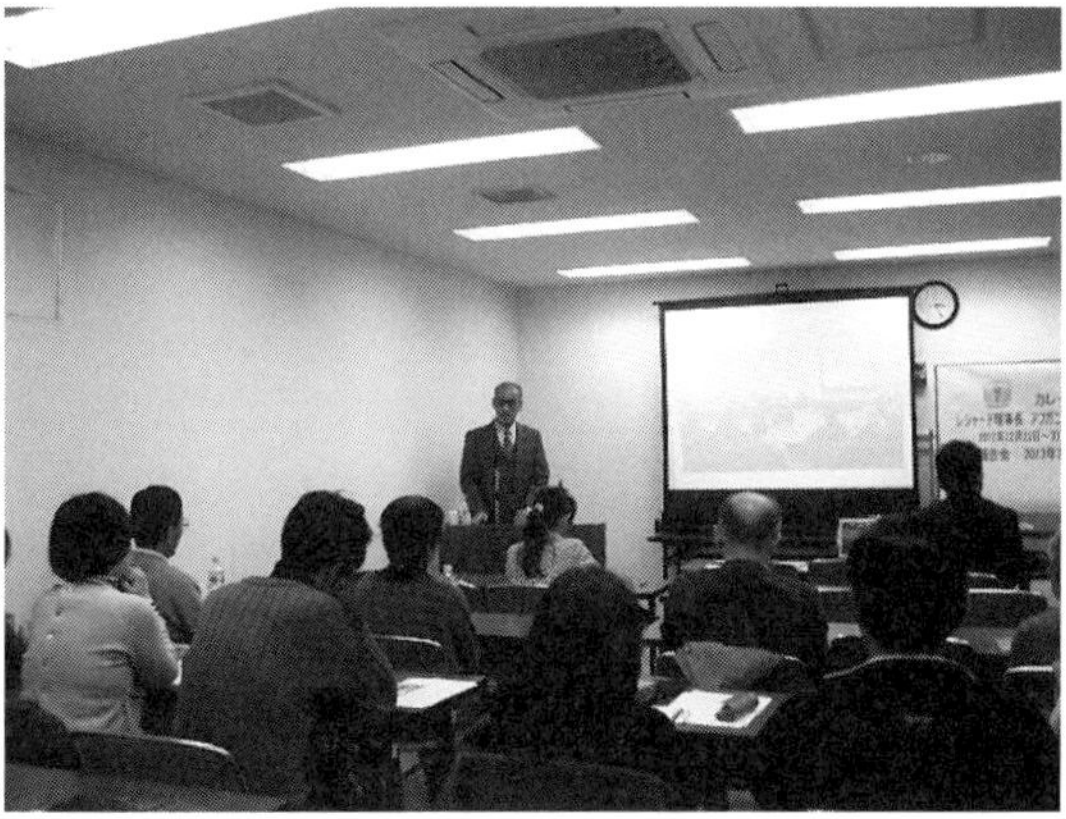

2013年のアフガニスタン視察に関する報告会で話す著者（2013年２月３日静岡市・ふしみやビル）

向いていなければ、この子どもは数時間で他界していたでしょう。やはり我々医療人の職務は出向くことにあります。

「カレーズの会」の診療所は、二〇一六年一二月までに、累計で四九万五〇三五人以上の患者さんを、無料・無償で治療してきました。並大抵の数ではありませんが、これも、日本で「カレーズの会」の会員になってくださったみなさんの会費、寄付、あるいは私が時折呼んでいただいている講演活動などにいただく謝礼金などでまかなっています。

また「カレーズの会」はカンダハールに学校も建設しました。約一二〇〇人の子どもたちに小学校教育を提供しています。「カレーズの会」の活動については『知ってほしいアフガニスタン』『戦争に巻きこまれた日々を忘れない』に詳しく書きましたのでぜひ参照していただければと思います。この場を借りて、日本の多くのみなさんがアフガニスタンに関心を持ってくださり、「カレーズの会」を支援してくださっていることにお礼を申し上げ、ひきつづきご支援をいただけるようお願い申し上げる次第です。

先ほどもふれたように、私は日本と祖国で、医師としてなすべきこと――人々の生きる権利を守る――をしているつもりですが、それは私一人で可能なことではまったくありません。人権を尊重し思いやりをもつ日本のみなさんの精神の素晴らしさを日々感じていますし、だからこそ日本の在宅医療、地域医療にもその素晴らしい精神が生きて、状況がよりよくなっていく時がいずれ来ると感じます。

難民キャンプと「あたりまえの生活」

ソ連軍がアフガニスタンに侵攻した後、パキスタンにあった難民キャンプに医療支援に頻繁に行っていました。するとそこには、様々な支援物資がありました。しかし人々の様子は哀れなもので、肉体的な健康ももちろん損なわれていますし、誰もが非常に寂しげでした。

支援物資や食料、あるいは医療の提供があったとしても、そこは難民キャンプであり、自分たちの育った場所の環境からはかけ離れていますし、一緒に住んでいた家族や近くにいた親族、友人など、自分が慣れ親しんでいた人間関係もそこにはないからです。もちろん一緒に避難している人たちはいますが、大切な人がそこにいるとは限らないからです。

人間にとっては、貧しくとも、食べられなくとも、共に生きる人が必要だし、自分がふるさとだと思えるコミュニティ、慣れ親しんだ生活感が大事なのだと思います。

難民キャンプは衛生状態が悪いので、感染症患者も多く、子どもの死亡率も高いです。それは物理的にそういう危険な環境にあるということももちろんですが、大家族で暮らしていることの多いアフガニスタン人が、戦乱でバラバラになってしまうと、大勢いる子どもたちの生活上のことをおとなが注意できなくなるという背景もあると思います。子どもたちが何を口にしたかもわからない、どんな水を飲んだかわからない――家族でおじいちゃん、おばあちゃんも含めて子どもたちの世話をしていたのが、戦争でできなくなってしまい、それが子どもの死を増やしてしまう。悲しいことです。

私は在宅医療について、「あたりまえの生活」、お年寄りが生活を送ってきた、慣れ親しんだ環境が大事だといいました。その発想は、こうした祖国の悲劇を見るところからも生まれてきたものです。

アジアの文化では住み慣れた地域を最期まで愛し、そこで人生を全うすることが最大の幸せと喜びだと思っています。この目標の達成のために、患者や利用者に「あたり前の暮らし」の中で、喜びと安らぎを与えられることが我々医療人の責務であると私は思います。

日本の国内における患者および介護利用者であっても、遠い海外の地、例えばアフガニスタンのような地域における避難民や支援を必要としている人々であっても、そ

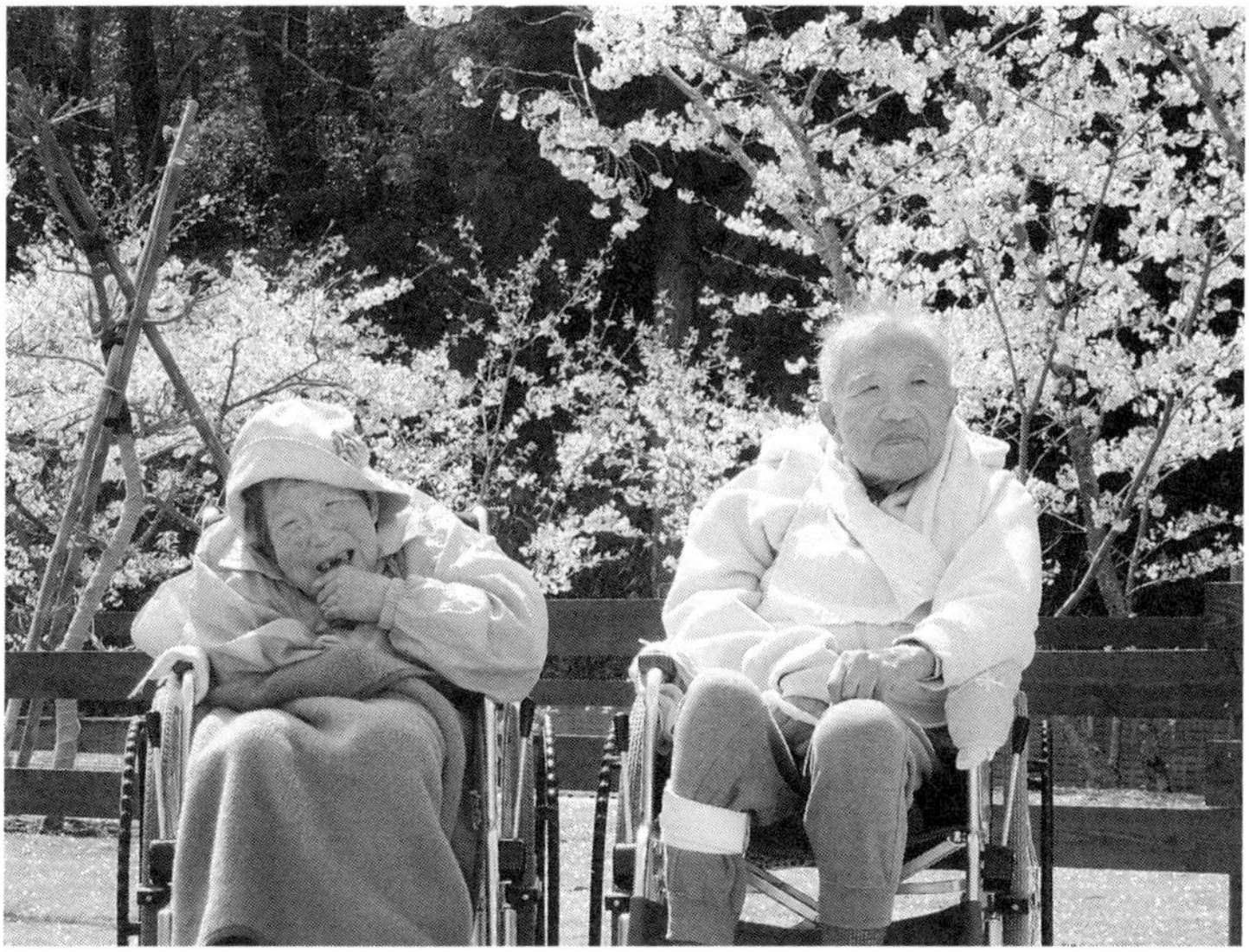

春のお花見にお出かけ。懐しい友人と一緒で一段とうれしく（「あすか」利用者で88歳の同窓生のお二人）

うした人々への対応には大きな差はなく、人として当たり前の支援の手を伸ばすことが必要であり、人間として常識であるように思います。

しかし、現代においては核家族が増える中で、ともに感じること、ともに喜ぶことや、ともに悲しむことが希薄になってしまいました。残念なことですし、こうしたことが、いわば広い意味での社会の崩壊につながっていくと私は感じているのです。

＊

島田市で在宅医療やリビン

グ・ウイルを推進する取り組みは、一定の前進をみていると感じますが、本当の意味でのとりくみはこれからだと思います。おそらく日本全体について見たときには、より大きな課題を抱えている地域もあるでしょう。高齢社会において、人々の人権を尊重する活動はこれからの日本にとって絶対に不可欠だと思います。私は自分の生きる島田市でその課題に向き合いつつ、祖国の窮状を少しでも改善できないかと、日本の皆様の温かい支援もいただいて、ひきつづき模索していきたいと思います。

困難はありますが人々の笑顔が救いです。この一言に尽きると思います。

あとがき

私の京都大学の恩師に寺松孝名誉教授がおられました。松江赤十字病院から島田市内に開業のために移動するときに寺松先生に相談をしたところ、「君を必要とするところに出向くのは医師としての役割でしょう」とのご教示をいただきました。決断をし、島田市内で開業をして、開院した時に寺松先生から額に入った自筆のお言葉をいただきました。それは〝れしやうど博士、名医は病者に生の喜びを与う〟でした。私にはまさに「目から鱗」の言葉であります。その言葉は出向くことも意味していると感じましたし、それを実践することが私の役割と宿命であることを実感しました。

長年、一般診療を続けてきて、在宅医療、介護、施設運営、学校医などの大役を務めることは、多くの方々のご支援やご指導があってできたことだと思っております。この協力者の中には、私の京都大学の同級生の前里和夫先生、長谷光雄先生がおります。彼らをはじめ職員一同が、レシャード医院、「アポロン」、「あすか」といった施設での患者さんへの対応、在宅の患者さんへの支援など数々の活動で支えていただきました。感謝しております。島田市医師会長の藤本嘉彦先生や介護などの担当理事の片岡英樹先生に、また行政の担当の皆様にもご協力をいただいてこのようなチーム医療を完成することができました。

ふりかえってみれば、周囲の一人一人の患者、ご家族、協力医の皆さんが私の教師であり、種々のことを学ばせていただきました。感謝、感謝です。

人間、誰もが老いることは自然であり、体力や健康には限界が訪れるものです。この限界をどう受け止めるか、またそれにどう立ち向かうかは一人一人の心がけと覚悟に基づくものが大きいと思います。たとえ、医師、看護師などの医療人であってもこの限界から免れることはありません。よって、患者や介護サービスのご利用者の皆様には、「明日は我が身」である立場で対応しなければならないと思います。

この本の執筆により、長年整理できなかった私の思いと心掛けを形にすることができました。その過程において多くの方にお世話になりました。出版にあたっては新日本出版社の角田真己氏に大変お世話になりましたので、この場で御礼申し上げます。

この本が少しでも若い医師、看護師、介護士や、このようなサービスに携わっておられる方々の参考になり、そして患者さんや利用者さん、ご家族の皆様には治療やサービス利用の方針決定において役立てていただくことができれば望外の喜びです。

二〇一七年四月

著者

レシャード・カレッド

医師。アフガニスタン出身。1950年カンダハール生まれ。1969年に日本留学、76年に京都大学医学部卒業。医師免許を取得、87年に日本に帰化し、93年に島田市でレシャード医院を開業。2004年から京都大学医学部臨床教授、2008～2012年に島田市医師会長を歴任。アフガニスタン支援の「カレーズの会」を主宰。著書に『知ってほしいアフガニスタン　戦禍はなぜ止まないか』（高文研）、『終わりなき戦争に抗う』（共著、新評論）、『戦争に巻きこまれた日々を忘れない』（共著、新日本出版社）など。

最後《さいご》の時《とき》を自分《じぶん》らしく――在宅医療《ざいたくいりょう》ができること

2017年5月25日　初　版

著　者　レシャード・カレッド
発行者　田　所　稔

郵便番号　151-0051　東京都渋谷区千駄ヶ谷4-25-6
発行所　株式会社　新日本出版社
電話　03（3423）8402（営業）
03（3423）9323（編集）
info@shinnihon-net.co.jp
www.shinnihon-net.co.jp
振替番号　00130-0-13681

印刷・製本　光陽メディア

落丁・乱丁がありましたらおとりかえいたします。

ISBN978-4-406-06138-4 C0036　Printed in Japan